はじめに
――あなただけの一冊へ――

　今日の日本社会は科学技術の進歩により物質的には豊かになりました。より簡単に，より便利に物事を処理する手段や方法が次々と開発されてきました。確かにその恩恵を受け，私たちは当たり前のように衛生管理も行き届いた便利な生活を送ることができるようにもなっています。栄養不良や感染症で亡くなる人は減って，この65年間に日本人の平均寿命は飛躍的に30年も伸び，生を受けると，平均して80歳まで生きることができる長寿社会へと発展しました。もはや，生き残ることのみを求める必要がなくなり，生活の質の向上を求める余裕が出てきました。

　一方で，この目まぐるしい変革の社会は一人ひとりにその変化に適応できること，正確に速く物事を処理し，他者の要望に応えるサービスを提供することを要求します。たとえば，IT革命は急激に社会環境を変え，世代間のギャップは拡大し，コミュニケーションのとり方を著しく変化させました。職場・学校・家庭などの生活場面で，私たちがこれまで身につけてきた価値観や適応様式では，こころの健康を維持することが困難な状況も起こっています。

　人間が今まで経験しなかった80年という長い人生を生ききる中では，ライフサイクルの各段階，あるいは節目で，社会の変化の進行に適応できなくなったり，人間関係に行き詰まることを，わたしたちは程度の差はありますが，皆体験します。長い人生では，誰もがたくさんの喜びに出あうとともに，傷つきを体験し，達成・成功感とともに失敗・挫折感も数多く味わいます。メンタルヘルスは一人ひとりの現代の重要課題となっています。

　そこで，大学生をはじめとして，メンタルヘルスに関心をもたれているさまざまな読者が自己理解・他者理解を深め，社会で暮らしていくのに役に立ち，傍らに置きたい書となることをめざして，『メンタルヘルスを学ぶ――精神医

学・内科学・心理学の視点から」を企画しました。「メンタルヘルス」という現代的重要課題は，精神医学・内科学・心理学の多軸から捉えて学びを進めていくことが重要であると考えています。「こころ」を共通に，心理学の視点からは「こころ」と「行動」，内科学の視点からは「こころ」と「からだ」，精神医学の視点からは「こころ」と「脳」の関係を軸に綴りました。本書は，序章・総論・各論の3部構成になっています。各章は執筆者のそれぞれの立場を鮮明にして，執筆者ごとに個性的な構成で論を進めています。なお，本書のタイトルは，通常メンタルヘルスは医学の領域で専門的に扱われていることから，「精神医学，内科学，心理学」となっていますが，実際のメンタルヘルスを学ぶ際には，まずこころの発達を理解し，それに伴うからだの変化を捉え，こころの病気について学ぶ必要があると考え，総論は「心理学，内科学，精神医学」の順番で展開しています。

　まず序章で，「メンタルヘルス」を学ぶ現代的意義に誘います。「こころ」への注意が起こり，「こころ」に関心が向き，執筆者の大切にしている考えへと導いていきます。第1章では「こころ」と「行動」の人間発達を時間軸と社会とのつながりという空間軸で捉え，胎生期から老年期のライフサイクルごとに解説し，ウェルビーイングの項を設けて，知識を生活にいかす構成にしています。第2章は心身相関，身心一如と言いますように，「こころ」と「からだ」の密接な関係を自然科学の立場から解説します。心身医学の進歩で解明されつつある精神的ストレスの影響を内科学の視点から説明します。第3章は未だ答えの出ていない「こころ」と「脳」の関係に迫り，こころの病気の原因を読み解いています。精神医学の複雑さとその魅力を解説しています。各論の第II部では現場に即して，領域別に構成しています。第4章で産業領域，第5章で教育，福祉，医療・保健領域のメンタルヘルスを取りあげ，「社会人基礎力」「ストレスマネジメント」「ケア」「バーンアウト」「レジリエンス」などに着目して実践的なメンタルヘルスケア対策を説明しています。現場体験と照らして，あるいは将来の仕事を想定して読み進めていただける内容になっています。

　本書は多視的にメンタルヘルスに関連する基本的な知識を得ることにより，

はじめに

　読者自身が自己・他者理解を進め，自分自身のメンタルヘルスに気づき，現実生活にいかすことを目的として構成しています。そして，メンタルヘルスケアのスキルが向上し，日常生活にいかせるコラム・ワークなどを随所に取り入れています。その時々の自分の思いや考え，体験を本書に書き込み，あなただけの一冊へと創り上げてほしいと願っています。

　本書がメンタルヘルスを学ぶ大学生，メンタルヘルスに関心をもつ方，産業，医療・保健，教育，福祉，司法，矯正，被害者支援領域の専門家の方々の人間理解に役立ち，それぞれの活動の場での実践にいかされることを願っています。

　出版にあたっては，ご尽力いただきましたミネルヴァ書房に厚く御礼申し上げます。

　　2014年11月

　　　　　　　　　　　　　　　　　　　　編者を代表して　石井信子

メンタルヘルスを学ぶ
精神医学・内科学・心理学の視点から

目　次

はじめに

序章　なぜメンタルヘルスについて学ぶのか……1

1　まずはじめに——メンタルヘルスとは……1

（1）脳科学の研究対象としてのメンタルヘルス　1
（2）文系の学問の対象としてのメンタルヘルス　2
（3）自分自身や家族の問題としてのメンタルヘルス　2
（4）社会の偏見の対象としてのメンタルヘルス　3
（5）メンタルヘルスの学問とは何か？　3

2　自分を知ることと他者を知ること……4

（1）脳科学の視点から　4
（2）心理学の視点から　8
（3）自分自身や身近な人の問題としての視点から　11

3　社会で暮らしていくために……13

（1）自分の生きる「価値」を実現するために　13
（2）精神医学と心理学，そして内科学の視点　14

第 I 部　総論　メンタルヘルスとは

第 1 章　こころと行動の発達……19
──心理学の視点からメンタルヘルスを学ぶ

1　人間発達……19

2　胎生期のメンタルヘルス……23

（1）生命の誕生　23
（2）進化のかたち　23
（3）胎児の成長　24

（4）「胎生期」と「周産期」 25
        （5）胎生期のウェルビーイング 27

　　3　乳幼児期のメンタルヘルス ……………………………………………29
        （1）乳幼児期とは 29
        （2）子宮外の胎児 29
        （3）早期の関係性 30
        （4）虐待——乳幼児期の危機 31
        （5）乳幼児期のウェルビーイング 32

　　4　学童期のメンタルヘルス ………………………………………………38
        （1）家庭から学校へ 38
        （2）能力の個体差と障害 39
        （3）不登校——児童期の危機 43
        （4）学童期のウェルビーイング 44

　　5　思春期・青年期のメンタルヘルス ……………………………………49
        （1）性衝動の思春期 49
        （2）「時代の顔」としての青年期 50
        （3）アイデンティティ 51
        （4）モラトリアム——青年期の危機 52
        （5）思春期・青年期のウェルビーイング 52

　　6　成人期のメンタルヘルス ………………………………………………58
        （1）「愛することと働くこと」としての成人前期 58
        （2）働くことの意味 59
        （3）結婚の意味 59
        （4）「人生の正午」としての中年期 60
        （5）成人期のウェルビーイング 62

7　老年期のメンタルヘルス··66
　（1）「老いの道は老いの未知」　66
　（2）老　化　67
　（3）喪失の時期——老年期の危機　68
　（4）老年期のウェルビーイング　69

第2章　こころとからだ··75
　　　　——内科学の視点からメンタルヘルスを学ぶ

1　現在における「ストレス」の意味································75
　（1）反応としてのストレス　76
　（2）現代社会におけるストレス　76

2　ストレスとは何か··78
　（1）ストレスの概念の変遷　78
　（2）ストレスの定義　81
　（3）ストレッサーの種類　83
　（4）ストレス反応の特徴　84

3　ストレス反応と影響を与える要因································86
　（1）中枢神経系　86
　（2）自律神経系　90
　（3）内分泌系　93
　（4）免疫系　94
　（5）精神—神経—内分泌—免疫相関　96
　（6）ストレス反応に影響を与える要因　97

4　精神的ストレスの測定・評価································100
　（1）ストレッサーからの測定　101
　（2）ストレス反応からの測定　104

5　ストレス関連障害 …………………………………………… 109

（1）心身医学　109

（2）心身相関　110

（3）心身症　110

（4）女性とストレス関連障害——エストロゲンとストレス反応　114

6　ストレスとメンタルヘルスケア ……………………………… 115

（1）リラクセーション　115

（2）ストレス耐性のための生活習慣　117

（3）心身医学的観点から見たストレスマネジメント　119

（4）リラクセーションの重要性　121

第3章　こころと脳 …………………………………………………… 123
——精神医学の視点からメンタルヘルスを学ぶ

1　精神科の病気の複雑さを知る ………………………………… 123

（1）脳とこころの関係　124

（2）メンタルヘルスの学問の複雑さと魅力　128

2　精神科の病気を事例で学ぶ …………………………………… 129
——具体例としての統合失調症について

（1）統合失調症とは　129

（2）統合失調症の原因　133

（3）統合失調症の治療　137

（4）基本的なことだけでも知っておこう！　139

3　メンタルヘルスで扱う病気の全体について ………………… 140

（1）精神科の病気　140

（2）「精神科の病気」の簡単な紹介　144

（3）精神科の病気は多様である！　151

第Ⅱ部　領域別メンタルヘルス

第4章　産業領域における職場のメンタルヘルス……………155

1　職業性ストレスとメンタルヘルス……………………………155

（1）職業性ストレスとは　155
（2）職業性ストレスの評定　159
（3）ストレスに強い心理特性と職業生活　167

2　社会人基礎力とメンタルヘルス………………………………169

（1）社会人基礎力について　169
（2）労働者のためのストレスのセルフケア　175
（3）円滑な職場環境に必要な取り組み　179

第5章　対人援助職のメンタルヘルス……………………………181

1　それぞれの対人援助職とメンタルヘルス……………………183

（1）教師のメンタルヘルス　183
（2）保育者（保育士・幼稚園教諭）のメンタルヘルス　187
（3）看護師のメンタルヘルス　195

2　対人援助職におけるメンタルヘルスで大切な視点…………199

（1）バーンアウト　199
（2）ケ　ア　202
（3）ストレスコーピング　203

文献一覧　207
索　引　217

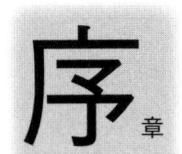 # なぜメンタルヘルスについて学ぶのか

1 まずはじめに——メンタルヘルスとは

　メンタルヘルス（こころの健康），精神科，精神医学，あるいは「こころの病気」という言葉に，皆さんはどんなイメージをもっておられるでしょうか？

　大学で学生さんたちとこうした言葉について話し合ってみると，メンタルヘルスの専門家ではない一般の人がこれらの言葉に対してもつイメージは，だいたい4つのパターンに分かれることに気づきます。皆さんも，自分は「メンタルヘルス」に対してどんなイメージをもっているか考えながら，この先を読み進めてみてください。ちなみに，あてはまるパターンは必ずしも1つだけということはなく，2つ，3つにあてはまることもあります。

　最初の2つは，こういったことがらを1つの専門分野の対象として客観視する視点です。この2つをパターン1，パターン2と，仮に名づけてみることにしましょう。

（1）脳科学の研究対象としてのメンタルヘルス

　パターン1は，脳科学としての「メンタルヘルス」のイメージです。理系の学生がもつイメージにはこのパターンが多いように思います。精神科とかメンタルヘルスという言葉から，前頭葉，海馬，ドパミンという言葉をまず連想し，精神医学という分野の未来の発展に大きな期待を抱いています。神経科学（脳科学，ニューロサイエンス）はこの数十年で大変な進歩を遂げました。iPS細胞研究などで飛躍的な進歩を遂げた再生医療などと比べるとまだまだですが，これからさらに数十年の間に最先端の研究によって解明されるべくして最後に残

されたのが，精神医学，メンタルヘルスの領域である，と彼らは考えています。つまり精神医学は自然科学に残されたフロンティアである，というイメージです。できることなら自分自身もその分野の研究者になって活躍してみたい，という夢をもっているかもしれません。

（2）文系の学問の対象としてのメンタルヘルス

　うってかわってパターン2は，メンタルヘルスとは心理学や哲学などに親和性と関係があるというイメージです。どちらかといえば文系の学問である学生さんたちはこのようなイメージをもつことが多いかもしれません。彼らは精神分析についての本などを通じて，精神科やメンタルヘルスに関心をもちはじめたのかもしれません。私たちのこころで起きている出来事は，脳や遺伝子などの物質で説明しつくすことは難しいというイメージをもっているかもしれません。

　パターン1とパターン2は，かなり雰囲気が異なりますが，いずれも，メンタルヘルスを学問として捉え，客観的な視点から，精神医学やメンタルヘルスを見つめる視点です。この本の読者の皆さんは，たぶん，メンタルヘルスに何らかの関心があるのでこの本を手にとっておられるのでしょうから，パターン1，2のどちらかが，自分がもっていたイメージにあてはまると感じられたかもしれません。あるいは，自分はその両方のイメージをもっているよ，と感じられた方もいるかもしれません。

　ただ，話はこれで終わりではありません。一般の人がメンタルヘルスに対して抱くイメージには，これら以外のパターンもあるのです。では，パターン3とパターン4の話に進みましょう。

（3）自分自身や家族の問題としてのメンタルヘルス

　パターン3は，1や2とまったく異なり，研究分野や授業科目として客観的にメンタルヘルスを見るのではなく，自分自身のこころの出来事，あるいは自

分の家族や友人など，大切な人たちのこころの出来事としてメンタルヘルスや精神科のことを考える視点です。大事なときに限って物怖じしてしまって自分らしさが発揮できない，そういう自分をどのように変えていくことができるのだろうか，あるいは，家に閉じこもってしまってもう2年を過ぎてしまった弟に自分はどのように声をかけてあげることができるだろうか，といった切実な悩み，それらがメンタルヘルスに対する関心の出発点となっています。

（4）社会の偏見の対象としてのメンタルヘルス

パターン4は，ここで書くこと自体がとてもつらいのですが，それは現実なので挙げておくことにします。精神科の病気をもつ人に対して抱く，ネガティブで差別的な見方です。インターネットの掲示板などは，一般に差別用語の温床ですが，そのような差別・中傷の書き込みの一定の割合を，精神科の病気をもつ人へ向けられた心ない言葉が占めています。

こうした書き込みを実際に行っている人はもちろん少数派でしょうけれども，残念ながらそういうイメージが私たちの社会の中に存在することも，事実として認識しておく必要があるでしょう。

（5）メンタルヘルスの学問とは何か？

さて，一般の人がメンタルヘルスについて抱く可能性のある4つの側面について挙げてみました。では，メンタルヘルスについて学ぶとは，以上の4つのうちのどれを指すのでしょうか。結論を先にいうと，4つのすべての側面について知ることが，メンタルヘルスを学ぶ，ということなのです。筆者は読者の方には本書を「自分を知り，他者を知り，社会で暮らしていくため」に役立てていただきたいと思っていますが，そのような観点も考慮に置きながら，上の4つの側面についてもう少し考えていきましょう。

皆さんは，自分を知ることと，他者を知ること，どちらが難しいと思われるでしょうか。「他人のことは別として，自分のことぐらいはわかっているよ！」という答えもあるかもしれません。けれども，「自分探しの旅」などという言

葉があるように，自分自身のことも考えようによっては結構難しい気がしてきます。

2　自分を知ることと他者を知ること

（1）脳科学の視点から

① 脳科学からみた「他者を知ること」

　パターン1として最初に挙げた「脳科学としてのメンタルヘルス」と関連して，興味深い知見が得られています。「他者を知ること」を支えている能力として，研究者らは「心の理論」と呼ばれる特殊な能力が，人には備わっていることを証明してきました。「心の理論」という用語はそれだけ聞くと何のことを指すのかイメージしづらいのですが，これは，「自分自身の視点とは違った視点から世界を眺めている他者がいるということを想像することができる力」のことです。これでもまだわかりにくいでしょうから，具体例を挙げてみましょう。「サリーとアン課題」と呼ばれる，幼児を対象にした簡単なテストを紹介します。

　・サリーとアン課題

　検査をする大人は検査を受ける幼児に，次のような話を，幼児が十分に集中できるように人形を使いながら説明していきます（Baron-Cohen et al., 1985）。

「サリーとアンは，部屋で一緒に遊んでいました」
「サリーはボールをかごに入れてから部屋を出ていきました」
「サリーが部屋にいない間に，アンがボールを別の箱の中へ移し替えました」
「サリーが部屋に戻ってきました」

　ここまで説明した後，検査者は次のように質問します。

「さて，ボールを見つけようとして，サリーは最初にどこを探すでしょう？」

おそらく皆さんはこのテストには難なく正解するでしょう。そのため，このようなテストに正解するには，特殊な能力が必要だということに気づかずに終わってしまうわけです。

ところが，このテストを3歳児に行うと，
「こっちー！（箱を指さす）」というような答えが返ってきます。
これはもちろん不正解ですが，検査者が「どうして？」と尋ねると，
「だって，こっちに動かしたから」という返事が返ってきます。

もうお気づきと思いますが，この問題で間違えた3歳児は，自分の視点からのみ世界をみていて，部屋をいったん出ていったサリーの視点に立つことができていないのです。だから，自分の視点から見たらボールは箱へと移し替えられたのだけれども，「サリーの立場になってみれば」ボールはそのままかごの中にあると思っているはずだ，といった推論ができないわけです。

ところが，4歳児になると，
「こっちー！（かごを指さす）」と正解を答えてくれるのです。
検査者が「どうして？」と尋ねると，
「だって，サリーは知らないから」と，しっかり正しい理由を答えてくれるのです。

つまり皆さんにとって今や当たり前のように思えてしまう他者の視点に立つ力，専門用語で言えば「心の理論」は，実は生まれながらに備わっていたわけではなく，発達のある段階で，皆さん自身が手に入れてきたわけです。この本では深入りしませんが，さらに最近の脳科学の研究では，このような能力を発

揮するときに，「内側前頭前皮質」，「上側頭溝周辺皮質」など，特定の脳の場所が中心になって活動することもわかってきているのです。多くの皆さんにとってこれらの脳の場所の名前は呪文のように聞こえるだけでしょうから，記憶してもらう必要はありません。ただ，私たちに当たり前のように備わっていると何気なく感じてきたこうした能力に，3次元の複雑な構造をした脳の中の特定の場所が特に関係しているということは，驚くべきことではないでしょうか。

② 脳科学からみた「自分を知ること」

さて，次は「自分を知ること」についてです。このテーマについては，脳科学からはたくさんの興味深い成果が得られているのですが，ここでは，そのうちの1つだけを紹介しようと思います。脳卒中を患ったある患者さんの話です。

メンタルヘルスの話と脳卒中がどういう関係があるの？　と皆さんはいぶかしく思われるかもしれません。ただ，次に10行足らずで紹介する例を見ていただくと，私がここでそのような事例を紹介する理由がおわかりいただけるでしょう。

紹介する事例は58歳の男性，Aさんです。突然，左半身に力が入らなくなり，意識もなく，救急病院に搬送されました。幸い意識は回復したのですが，左半身の麻痺が後遺症として残ってしまいました。診察場面で医師が驚いたのは，次のような会話だったのです。

（Aさんは車いすで入室）
（医　師）「おからだの具合はどうですか？」
（Aさん）「大丈夫ですよ」
（医　師）「手足の動きはどうですか？」
（Aさん）「なんともないですよ，しっかり動きます」

言うまでもないことですが，半身が麻痺してしまうというのは大変なことで

す。ところがAさんの場合，どうも自分自身に起きたその深刻な事態に気づいていないようなのです。

　脳卒中を患った人のごく一部にみられるこのような症状は「病態失認」と呼ばれています。あまりに不思議な症状なので，以前は「患者さんは身体が麻痺したという突然の事態が耐えられないので，無意識のうちに自分の障害を否認しているのだ」といった仮説が言われたこともありました。けれども，そういった仮説には矛盾点も多く，今日では，「脳の特定の場所に傷があることで，自分自身の身体の状態を認識する力が失われてしまっているのだろう」という仮説が有力になっています。左半身の麻痺は反対側の右半球（脳の右半分のこと）の脳卒中で起きるので（これは医学部学生にとっては初歩の知識ですが一般には案外知られていないかもしれません），左半身に麻痺が起きたAさんには右半球に傷があることはCTやMRIの検査をしなくてもわかります。右半球は，自分自身の身体の状態を認識する上で一役買っている，という今日有力な仮説に立つならば，Aさんの場合，「左半身の麻痺」だけでなく，さらに「左半身の麻痺に対して気づく能力の喪失」という問題も，右半球の傷が原因となって起きている，と考えられるわけです。

③ 常識の枠を打ち破る脳科学

　ここまで，少し衝撃的な例を出してきました。「自分を知るとはどういうことか？」「他者を知るとはどういうことか？」といった問いは，私たちにとってあまりに身近なので，そんなこと専門家に聞くまでもないことだ，というようについつい思ってしまいがちですが，脳科学の成果には，そうした私たちの常識の枠を打ち破ってくれるところに学問としての魅力があります。あまりにも身近な問いなのですが，自分自身で自分のこころの中を見つめているだけでは，ここで紹介したような脳科学の成果に気づくことはできません。

　この本の第3章では，メンタルヘルスに関係するいくつかの具体的な病気についても紹介します。皆さんが脳科学という武器を携えずまったくの素手で，自分自身の常識の枠の中から考えているだけでは決して見えてこないような，

そうした「自分／他者」の側面が，こうした病気を通して見えてくるでしょう。

④ 精神科の薬と脳科学

　精神科で処方される薬も，このような脳科学と大いに関連しています。精神科とはカウンセリングを受ける場所だと思って初めて病院を訪れた方は，「気分の落ち込み」や「強い不安」などの自分の心の状態に対して，脳に作用する薬を医師が処方しようとするときっと驚くでしょう。不愉快に思う人もいるかもしれません。それでもなお，そのような薬を医師が必要と感じ処方するのは，「ゆっくり休みをとりましょう」とか「自分自身に負けないようにもう一度頑張りなさい」などといった常識的な助言では達成できないような効果を，それらの薬がもたらしてくれるからなのです。そして，差し迫った必要があるときにそのような薬を処方しないことは，専門職としての責任を医師自身が放棄していることになるのです。

（2）心理学の視点から

① 心理療法の役割

　話は変わって「パターン2」，つまり文系の学問の対象としてのメンタルヘルスという観点に進みましょう。

　こちらの観点からの話題も，挙げだすときりがなくなるほどたくさんあるのですが，ここでは1つだけ，心理療法という点に絞って考えてみることにします。実際，現在の日本では，臨床心理士という資格と連動して，本格的な心理療法は主に文系の学部で教えられています。

　先に触れた「薬での治療」のことを専門家は「薬物療法」と呼んでいます。そして，メンタルヘルスの専門家が口癖のように言うのが，「精神科では，薬物療法と心理療法は車の両輪，どちらが欠けてもいけない」という言葉です。

　ただ，専門家でない一般の人の間では，これらの治療法のどちらを好むかどうかという点で，人によって好き嫌いがかなりはっきりと分かれているのが現実です。精神科の薬物療法を一般の人が避けたがる場合があることは先に述べ

ましたが，心理療法についても，期待と不信感が入り混じっているように思われます。

心理療法に魔法のような驚くべき力を期待している人がいる一方で，私自身，次のような，なんとも不躾で，聴き手によってはむっとするかもしれない質問を，精神科医ではない別の診療科の医師から，何度か投げかけられたことがあります。

たとえば，「先生，心理療法とかカウンセリングとかいうそういう世界がありますが，あれって本当に効果があるのですか？」というような問いです。

心理療法への不信の理由の1つは，たぶん，話を聴いてもらって助言をもらうだけなら，なにも専門家でなくても，もっと事情のわかった身近な友人や家族，あるいは，たとえば親切な内科医，看護師，保健師などでよいのでは，という「専門性」への疑いがあるのではないでしょうか。実際，メンタルヘルスの専門家よりも優れたかかわりのできる非専門家がいることは認めざるをえません。

それでもやはり，私自身，専門家の意義は軽視できないと考えています。その理由を次に述べてみましょう。

② 心理療法の観点からみた「自分／他者を知ること」

一般の方にとっては細かな話かもしれませんが，メンタルヘルスの専門家の中にも，主として薬物療法など医学的側面を中心にトレーニングを受ける職種と，心理療法に重点を置いたトレーニングを受ける職種があります。精神科医である筆者自身は前者に属します。つまり，特定の心理療法の技法のトレーニングを受けていないので，心理療法家を名乗ることはできません。けれども，その根幹の部分については，いつの間にか，先輩医師からの見様見真似で，私の身体に入ってきたように思います。

普段は穏やかに進む診療の中で，時には患者さんが，治療者の側に批判，怒り，敵意などを向けてこられることもあります。そうしたときに，一般の方は，「専門家はきっと人並み外れた冷静さで淡々と返答しているのだろう」と予想

されるかもしれません。しかし，実際のところ，自分自身のこれまでを振り返ってみても，自分に向けられた感情に対して，淡々と対応することもあれば，不意をつかれて狼狽することもあれば，場合によっては向けられた感情が不当なものと感じていくぶん感情的になって反論することもあります。

　それなら，非専門家と同じではないか，ということになってしまいそうです。しかしそうではないということを，私は，学生さんへの講義の機会などに，半ば冗談交じりで次のように説明しています。

③ 自分と他者のコミュニケーションを俯瞰すること

　「患者さんから向けられた怒りに対してむっとして反論することがある，という点では，精神科医も外科医も同じだけれども，外科医の先生は，怒りに対して自分が怒りで答えているということを自覚することなく単に普通に怒っているけれど，精神科医の場合は，そうしているということを自覚しながら行っているのですよ」。

　もちろん，これは冗談が過ぎる説明で，外科医の先生方には失礼な言い方ではあることは承知しています。実際，外科医でもこうしたことが自然にできている人もいれば，精神科医でもこうしたことができない人もいます。私自身もできていないこともあります。ただ，この説明には，心理療法の核となる重要な点が含まれているのでは，と思うのです。

　心理療法と名のつく治療法は実に多種多様で，一般の人からすればとても混乱してしまいそうですが，メンタルヘルスの専門家が，さまざまな心理療法のうちのどれを用いるにしても，少なくとも共通して大切と思っていること，それは，次のように喩えることで見えてくるのではないでしょうか。

　自分と他者のコミュニケーションをゲームに喩えてみましょう。その際，自分自身は，そのコミュニケーションのプレイヤーとして，そのゲームに参加しています。しかし，心理療法という役割をもってそのゲームに参加するとき，治療者はプレイヤーであるだけではなく，同時にそのゲーム全体を俯瞰的な視点から眺める審判（または解説者）の役割を持って，その場に立っているので

す。つまり，自分が発した言葉が相手に与える効果や，他者が発した言葉への自分の反応が相手に与える効果を，半ば無意識に計算に入れながら，言葉を発したり逆に沈黙したりすることが，できるようになってくるのです。心理療法の観点から見た「自分を知ること」と「他者を知ること」とは，「自分と他者」の刻々の関係を常に意識しながら，自分そして他者の言葉や行動を見ていく点に，その一端があるのではないでしょうか。

（3）自分自身や身近な人の問題としての視点から

① 他者の気持ちに共感すること

　次はパターン3です。多くの人にとってメンタルヘルスという分野は，研究の対象や他人事ではなく，もっと切実な，自分自身や身近な家族の問題なのです。

　「共感」という言葉があります。悲しいときには共に涙を流し，嬉しいときには共に喜んでくれる，そういった友人がいたとしたら，その人は親友と呼ぶにふさわしいでしょう。ただ，共感とは，他者と同じ気持ちになれることだ，と言い切ってしまったのでは，それは共感の一部しか言い当てたことにすぎません。父親を亡くした大切な友人が涙を流しているとき，自然に涙があふれてくることは，たしかに「共感」の大事な一歩です。しかし，その次の一歩としては，自分とその友人はそうはいっても別の人間であるということを思い返し，共に涙を流しながらも，父親を亡くしたわけではない自分がこの友人に対してどういう支えとなれるか，ということを考えることができること，これがあってこその本当の「共感」といえるでしょう。

② 自分の感情に共鳴すること

　「共感」という言葉は，通常は他者に対するこころの動きを表す言葉として用いられます。ただ，同じようなことが，自分の気持ちに対してもあてはまります。

　つまり，先の話の「他者」を「自分」に置き換えてみても同じような議論が

成り立つわけです。職場の人間関係がどうしてもうまくいかず転職を余儀なくされた人が，当時の自分自身のつらい気持ちを思い出し，もっとつらくなる，ということが長い年月がたっても繰り返し起きることがあります。苦しいつらい思いであっても，その時期の感情は自分自身にとって大切なものですから，そのような気持ちを記憶にとどめ続けること自体は，むしろそうあるべきことでしょう。けれども，現在は新しい職場で，少数ながら信頼できる同僚にも恵まれ，少しずつでも順調に行きはじめているとしたら，いつまでも過去の自分の感情と一体化してばかりいるのではなく，かつての自分とは違う現在の自分の視点から，過去の自分を客観的に見る，そういう視点も必要といえるでしょう。

　つまり，他人の感情に対する場合と同じく，自分の感情に対しても，そのまま共感・共鳴してしまうことがあるのは人間として当然のことだとしても，この場合も次の一歩として，共感・共鳴の対象となった感情から，自分自身をいったん「切り離す」こともできる，といった力も大切ではないかと思うのです。

③　自分や家族の問題として「自分／他者を知ること」

　メンタルヘルスの専門職を目指す人は，たとえ自分自身や身近な他者の心の問題への切実な関心がきっかけとなってメンタルヘルスに関心をもったとしても，事態を客観視できる力は必ず身につけていかねばなりません。共感・共鳴するだけでなく，切り離す力も必要となるのです。さらに，本編のたとえば第3章を見ていただいても，メンタルヘルスの専門家に必要とされる知識はますます膨大になってきています。こうした知識は，専門分野がもつ大きな力です。これらを軽視して，「人の心のことなのだから，専門知識などなくても，親切な普通の人が周囲にいればそれで事足りる」などというのは間違いで，基本的な専門知識に基づいて事態を冷静にみる力を備えていなければならないのです。

　そういったことを述べてきた上で話をひっくり返すように聞こえるかもしれませんが，事態を客観視する力，そして必要な専門知識を身につけた上で，メ

ンタルヘルスにかかわる専門職は，心のどこかに，知識や技法を離れた生身の人間としての感情移入の力を大切にもっておくべきではないか，とも思っています。メンタルヘルスの専門家は，自分自身の問題と格闘してきた生身の姿を時に見せ，そのことが，大きな力，メッセージとなることもあります。そのようなことを感じられるものとして，まさきまほこ著『もう独りにしないで──解離を背景にもつ精神科医の摂食障害からの回復』（星和書店，2013年）という本があります。ここではこの一冊を皆さんにご紹介しておきます。

本書の読者には，将来メンタルヘルスの専門職を目指す人もいれば，そうでない人もいると思います。ただ，ここで述べてきた，「たしかな知識と冷静な視点」，「時に自分自身の生身の姿も見せるあたたかい共感的姿勢」，という2つのバランスは，私たちがどのような仕事に就き，どのような立場でこの社会で暮らしていくにしても，共通して求められることではないでしょうか。

3　社会で暮らしていくために

（1）自分の生きる「価値」を実現するために

メンタルヘルスについて私たちが学ぼうとするとき，その動機・関心の入り口部分は各人各様であったとしても，メンタルヘルスは自分を知る，他者を知る，といった，私たちにとって大切なことに大きく関係することを述べてきました。

冒頭のところで「残念ながらメンタルヘルスという言葉にはこういうイメージもあります」と私が述べたパターン4，つまり，こころの病気をもつ人への差別・偏見の問題についても最後に考えておきたいと思います。

自分を知る，他者を知ること，は大切ですが，では「何のために」私たちは，自分や他者を知りたいのでしょうか。知ること，それ自体が目標ではなく，私たちは，私たちが大切と思う何かのために，自分や他者のことを知りたいと思うのではないでしょうか。「自分の性格をよく知って，自分の肌に合う企業に

就職し，苦労の少ない人生を送るために」というのも 1 つの理由かもしれません。あるいは，「引きこもりが続く息子の心で何が起きているのかを知り，できることであれば何でもしてあげたい」という理由かもしれません。

　この章で，自分，他者，に次いで，社会で暮らしていくために，という節を設けたのは，結局，私たちが自分や他者を知りたいのは，この社会の中で，自分がこのように生きたいという「価値」を実現するためなのだ，という思いがあるからです。

　ここで「価値」という言葉が出てきました。「価値観」と言い換えてもよいかもしれません。「価値観」は人それぞれです。私自身も私なりの「価値観」をいくつかもっています。そのような「価値」の 1 つとして，こころの病気をもつ人への心ない言葉や偏見は，少なくなったほうがよいという「価値観」を，私自身は，この専門職に携わりながらますます強くもつようになっています。そういう気持ちを，そういう問題についてあまりこれまで考えてこなかったかもしれない人たちと共有できればと思って，私自身の「価値観」の表明として，この文章を書いています。

　一般に偏見は，偏見をもつ人の「悪意」が原因だと思われがちですが，それだけでなく，実は，偏見・差別が向けられる対象への「無知」からくる部分も大きいのです。メンタルヘルスに関してはすでにたくさんの専門書がありますが，そこにあえて，もう 1 冊追加して，この分野の予備知識のない皆さんに，代表的なこころの病気について，その大枠を知ってもらうことは，私自身の「価値観」を多くの人に共鳴してもらうことに向けての一歩となると確信しています。

（2）精神医学と心理学，そして内科学の視点

　ところで本書では，精神医学や心理学といった「こころ」の側からの視点だけでなく，内科学というからだの側からの視点も含め，一冊の本としています。

　「身心一如」という言葉があるように，こころとからだは表裏の関係にあり，どこまでがこころの問題でどこからがからだの問題というように切り離すこと

はできません。

　このことは，医療現場など実際の現場においても，まったくその通りです。たとえば，私の勤務する精神科の入院施設を思い浮かべてみても，こころの病気だけを患っていて，からだは健康そのものである，という人はむしろ例外です。多くの人は，この後で紹介するような精神科の病気の治療をしながら，同時にからだの病気の治療もしています。また，精神科の病気の原因そのものが，からだの病気ということもあります。

　一方で，私のような精神科医は，内科の病気で入院中の患者さんの精神科的な側面の診察で，内科の病棟に往診を行うことがあります。重い身体の病気を患った人の多くが，うつや不安などの精神科の症状を示すだろうということは，精神医学の知識がない人でも容易に想像できるでしょう。

　本書において，メンタルヘルスにおける内科学の視点に力点を置いていることの理由は，こころとからだは切り離せないものであるという，そうしたメンタルヘルスの現実について，一般の読者の方に体感してもらうところに，その第一の目的があります。

　加えて，私自身は，本書のこのような構成に，もう１つ期待しているところがあります。メンタルヘルスの病気をもつ人へのネガティブなイメージの源の１つは，心の病気は身体の病気と違う何か特殊なもの，というイメージがあるのではないか，と私は感じています。本書の中から，こころの病気とからだの病気の切っても切れない関係を知っていただくことで，メンタルヘルスの病気のイメージチェンジに寄与することができれば，と密かに願っています。

第Ⅰ部

総論
メンタルヘルスとは

第1章 こころと行動の発達
――心理学の視点からメンタルヘルスを学ぶ

"心理学の視点からメンタルヘルスを学ぶ"と題した本章では，生を受けて死に至るまでの人間の生涯，ライフサイクル（Life Cycle）を各発達の段階に分けて，時間軸に沿うかたちでこころと行動の発達を解説します。人生の過程で生じるさまざまな出来事は一人ひとり異なりますが，各発達の節目には，ある程度共通した特徴的な心性があり，またその発達には順序性があります。各段階のこころの発達の共通の特徴を知ることは自分自身を理解し，他者の行動の意味を理解することにもつながります。そしてこころの発達の順序性を知ることは，単に現在を過去の結果として振り返り，現在の行動の原因を探るだけでなく，将来に向けての準備への示唆を摑むことにつながります。

1 人間発達

それでは，一生を通して，一人の人間のこころはどのように段階的に発達していくのでしょうか。

理論的にこころの発達段階論を構築した人物としては，まずエリクソン（Erikson, E. H.）が挙げられます。彼は1950年，『幼児期と社会』で漸成発達論と呼ばれる人間の8つの発達段階を提唱しました（表1-1）。

エリクソンの理論はフロイト（Freud, S.）の理論を基盤に置いています。フロイトは私たち人間の心理的生命現象には，生きるために私たちを突き動かすものとして性的・エロスと，「対」するものとして破壊性・タナトスの2つの原理の交錯があると唱えました。フロイトは性的エネルギーのあらわれに注目し，乳児期から自我が確立する青年期までの心理，性的発達諸段階論を構築しました。一方で，エリクソンは一人のこころの発達は周囲の人々との人生と重

表1-1 漸成発達の各発達段階

発達段階	A 心理・性的な段階と様式	B 心理・社会的危機	C 重要な関係の範囲	D 基本的強さ	E 中核的病理 基本的な不協和傾向	F 関連する社会秩序の原理	G 統合的儀式化	H 儀式主義
Ⅰ. 乳児期	口唇-呼吸器的, 感覚-筋肉運動的(取り入れ的)	基本的信頼 対 基本的不信	母親的人物	希望	引きこもり	宇宙的秩序	ヌミノース的	偶像崇拝
Ⅱ. 幼児期初期	肛門-尿道的, 筋肉的(把持-排泄的)	自律性 対 恥, 疑惑	親的人物	意志	強迫	「法と秩序」	分別的(裁判的)	法律至上主義
Ⅲ. 遊戯期	幼児-性器的, 移動的(侵入的, 包含的)	自主性 対 罪悪感	基本家族	目的	制止	理想の原型	演劇的	道徳主義
Ⅳ. 学童期	潜伏期	勤勉性 対 劣等感	近隣, 学校	適格	不活発	技術的秩序	形式的	形式主義
Ⅴ. 青年期	思春期	同一性 対 同一性の混乱	仲間集団と外集団:リーダーシップの諸モデル	忠誠	役割拒否	イデオロギー的世界観	イデオロギー的	トータリズム
Ⅵ. 前成人期	性器期	親密 対 対立	友情, 性愛, 競争, 協力の関係におけるパートナー	愛	排他性	協力と競争のパターン	提携的	エリート意識
Ⅶ. 成人期	(子孫を生み出す)	生殖性 対 停滞性	(分担する)労働と(共有する)家庭	世話	拒否性	教育と伝統の思潮	世代継承的	権威至上主義
Ⅷ. 老年期	(感性的モードの普遍化)	統合 対 絶望	「人類」「私の種族」	英知	侮蔑	英知	哲学的	ドグマティズム

出所:エリクソン 村瀬・近藤(訳)(1989), p.34 より作成

なり合い，相互に影響を受け合って，それぞれの発達段階で重要な対象との特徴的な関係様式をもつという，社会的観点を取り入れた漸成発達論を展開しました。そして，エリクソンが青年期以後にも注目して，成人期や老年期も加えた一生にわたるライフサイクルを完成させたことは，後の発達心理学や臨床心理学の研究の礎となりました。彼は，健康なパーソナリティに関する論文の中で，各段階の心理・社会的危機を成長・成熟と破壊・退行の方向のダイナミックな対概念の交錯・葛藤であり，分岐点と捉えています。そして，各発達段階には発達課題というものを設定していますが，これは課題を達成したか否かで理解するのではなく，肯定的感覚と否定的感覚の間にある一定の比率やバランスのあり方であり，健康なパーソナリティの成長にはある程度の葛藤を内に含んでいる必要があると論じています。

コラム1：「生命」

ライフサイクルへの関心が高まった一因として，平均寿命が急激に伸びたことがあげられています。

厚生労働省統計白書から，平均余命の年次推移（表1-2）を見てみましょう。0歳時点の平均余命が平均寿命となります。平均寿命は確かに飛躍的な伸びを示しています。昭和の初めまで，人生は50年には満たないといわれた寿命は，1947年には，男性約50歳，女性約54歳，1970年には，男性約69歳，女性約75歳そして2010年には，男性約80歳，女性約86歳となっています。この著しい伸びは何によるのでしょうか。

表1-2　完全生命表における平均余命の年次推移　　　　　　（単位：年）

	年次	男						女					
		0歳	20	40	65	75	90	0歳	20	40	65	75	90
第1回	1891-1898	42.8	39.8	25.7	10.2	6.2	2.6	44.3	40.8	27.8	11.4	6.7	2.7
2	1899-1903	43.97	40.35	26.03	10.14	6.00	2.22	44.85	41.06	28.19	11.35	6.61	2.36
3	1909-1913	44.25	41.06	26.82	10.58	6.31	2.38	44.73	41.67	29.03	11.94	7.09	2.61
4	1921-1925	42.06	39.10	25.13	9.31	5.31	1.95	43.20	40.38	28.09	11.10	6.21	2.04
5	1926-1930	44.82	40.18	25.74	9.64	5.61	2.17	46.54	42.12	29.01	11.58	6.59	2.24
6	1935-1936	46.92	40.41	26.22	9.86	5.72	2.14	49.63	43.22	29.65	11.88	6.62	2.09
8	1947	50.06	40.89	26.88	10.16	6.09	2.56	53.96	44.87	30.39	12.22	7.03	2.45
9	1950-1952	59.57	46.43	29.65	11.35	6.73	2.70	62.97	49.58	32.77	13.36	7.76	2.72
10	1955	63.60	48.47	30.85	11.82	6.97	2.87	67.75	52.25	34.34	14.13	8.28	3.12
11	1960	65.32	49.08	31.02	11.62	6.60	2.69	70.19	53.39	34.90	14.10	8.01	2.99
12	1965	67.74	50.18	31.73	11.88	6.63	2.56	72.92	54.85	35.91	14.56	8.11	2.96
13	1970	69.31	51.26	32.68	12.50	7.14	2.75	74.66	56.11	37.01	15.34	8.70	3.26
14	1975	71.73	53.27	34.41	13.72	7.85	3.05	76.89	58.04	38.76	16.65	9.47	3.39
15	1980	73.35	54.56	35.52	14.56	8.34	3.17	78.76	59.66	40.23	17.68	10.24	3.55
16	1985	74.78	55.74	36.63	15.52	8.93	3.28	80.48	61.20	41.72	18.94	11.19	3.82
17	1990	75.92	56.77	37.58	16.22	9.50	3.51	81.90	62.54	43.00	20.03	12.06	4.18
18	1995	76.38	57.16	37.96	16.48	9.81	3.58	82.85	63.46	43.91	20.94	12.88	4.64
		(76.46)	(57.22)	(38.00)	(16.50)	(9.82)	(3.58)	(82.96)	(63.55)	(43.98)	(20.98)	(12.90)	(4.65)
19	2000	77.72	58.33	39.13	17.54	10.75	4.10	84.60	65.08	45.52	22.42	14.19	5.29
20	2005	78.56	59.08	39.86	18.13	11.07	4.15	85.52	65.93	46.38	23.19	14.83	5.53
21	2010	79.55	59.99	40.73	18.74	11.45	4.19	86.30	66.67	47.08	23.80	15.27	5.53

注：平成7年（　）内は阪神・淡路大震災を除去した値である。
出所：厚生労働省（2013）を一部改変

次に20歳の欄の各年次に目を移してみましょう。20歳まで生き抜きますと，年次毎に0歳の欄ほどの著しい差がないことに気づかされます。平均寿命を押し上げた原因としては，第一には，乳幼児の死亡率の低下があり，次に伝染病や結核等の感染による死亡率の低下が挙げられています。

今日，私たちは生を受けると，誰もが，老年期を経験することが予測されます。老年期をどのように生きるのかは，個人にとっては無論，社会にとっても大きな課題と言えるでしょう。表1-2の90歳の平均余命欄を見ると，統計開始の1891年からそれほど大きな伸びはありません。長寿の方はどの時代にもそれなりにいらしたことに気づかされます。

エリクソンのライフサイクルの理論よりはるか2500年前，中国・春秋時代に生きた孔子は，彼自身73歳まで生きて，私たちになじみのある言葉を残しています。

「吾れ十有五にして学に志す。三十にして立つ。四十にして惑わず。
　五十にして天命を知る。六十にして耳順う。
　七十にして心の欲する所に従って，矩を踰えず。」

今日，起こっているさまざまなこころの問題を解決するときに，個人の特性だけでなく，それぞれの発達段階での重要な対象との相互の関係性を見ていく社会的観点の関係性を取り入れること（空間軸），そして，過去を振り返り，将来を見通し，人生のどの時期に位置づけられる課題であるかという歴史性（時間軸）を捉えるライフサイクル論を学ぶことは，人間関係の中で生きている私たちのこころの健康理解，メンタルヘルスに，大いに役に立つと考えます。

まず，第1章では時間軸としては人間の一生を命の芽生え，胎生期から始め，生涯を終えるまでを見ていきます。それぞれの時期の心性とともに，危機とウェルビーイングについて解説します。まずはじめにみていく胎生期はその命を胎内で育てている母親にとっては周産期になります。空間軸，社会とのつながりでは，まさに私たち一人の人間の人生は重要な対象の人生と身体的・心理的にぴったりと重なり合い，互いに極めて密接な影響を与え合う関係をもって始まります。身体的分離後も，親子の関係性は心理的距離が近づいたり遠のいたりすることを繰り返しながら，生涯にわたり，相互に影響を与え合います。

2 胎生期のメンタルヘルス

(1) 生命の誕生

　人間発達の歴史は従来，出生から始まるものとみなされてきましたが，ここでは生命の誕生，ヒトの発生となりたちから取り上げます。人間を生物の一種として扱う場合には「ヒト」とカタカナで表します。生物において，発生した生命を胚と呼びます。哺乳類では胚は母親のお腹の中で育ちます。近年，科学の進歩によって，受精の瞬間や母胎内の胎児の成長の様子を映像として見ることができるようになり，胎内での育ちのようすがかなり明らかになってきました。受精が成立してから誕生するまでの約270日余りの期間を胎生期といいます。胎生期は細胞期（受精してから着床まで），胎芽期（受精後3～8週間），胎生期（受精後8週～出生まで）の3期に区分されます。

　1つの命の誕生は父親の精子と母親の卵子が受精することによってはじまります。一般的に受精の際，母親の体内に射精される精子の数は約3億匹，子宮に入れるのはその1000分の1の30万匹，さらに卵管までたどり着くのは，200から300匹，そして，最終的に卵子と出会うのは，1匹だけとなります。それぞれ異なる遺伝情報をもった約3億匹の精子たちはたった1匹の精子を卵子に送り込むために競争し，協力し合って受精の確率を高める役割をするといわれています。そして，精子と卵子の結合によってできた新しい細胞を受精卵といいます。受精卵は2個，4個と細胞分裂を繰り返しながら，胚盤胞といわれる形になり，約1週間をかけて，ゆっくりと卵管を進んでいき，子宮の粘膜に着床します。この受精から着床して，妊娠が成立するまでの時期を細胞期といいます。

(2) 進化のかたち

　受精後3～8週間の胎芽期は器官形成期ともいわれます。胎芽は子宮で育ち

ます。血管の形成がはじまり、はじめは島のように離れ離れにできる血管も次第につながっていきます。3週目の終わりには心臓部分の鼓動がはじまり、血液が循環するようになります。4週目頃には、魚類に似た形になり、5週目には脳が急速に発達し、6週目頃には短い手指についていた水かきが消えて、手足が長く伸び、尾も消えます。8週目には男女の生殖器が分化をはじめ、器官、組織のほとんどが出現し、人間の基本的構造が形成されます。母胎内に芽生えた生命は1個の受精卵という単細胞からはじまり、60兆個の細胞に増え、いわゆる人間という小さな宇宙を形づくっていきます。

　初期の人間の胎芽期の外形は魚やヤモリなどほかの生物とも区別がつかないほどよく似ています。胎芽は胎内では、羊水中に浮かび、えらから気道が分化し魚類から哺乳類への進化の様相を繰り返すように成長します。胎芽の成長の過程は地球上に単細胞の生物が出現して以来、約36億年をかけて、進化してきた過程と似ていることから、1879年にヘッケル（Haeckel, E. H.）は「個体発生は系統発生を繰り返す」と論じました。この反復説は科学的には証明されていません。しかし母親の胎内で、1個の受精卵という単細胞からはじまった生命が人間へと作り上げられていく270日間の成長過程は、ちょうど36億年をもかけた進化の過程の道筋のようです。生物はそれぞれの種のもつ特有の形質を子孫に伝え、生物の種が保存され、生き続けており、私たちは、数知れない祖先から受け継いできた進化の適応の形質を一人の人間の中に表し、この世に生まれてくるといえるでしょう。人間一人ひとりはせいぜい100年に満たない、限られた生命ですが、一人の生命の中には連続した36億年の長い生物の歴史が刻み込まれているともいえるのです。一人の生命の中には36億年の重みがあるといわれるゆえんでもあります。

（3）胎児の成長

　8週を過ぎて胎生期に入ると、胎芽期で形成された各器官が成熟し、胎児の頭は体の半分くらいの大きさになり、手足の指も成長し人間らしくなり、その頃から胎児は自ら動くようになります。母親が胎児の動きに気づくようになる

のは，早くても16週を過ぎてからです。胎児の動きが子宮壁内にとどまらず，母親の腹壁にまで及ぶようになって初めて母親は胎動に気づくので，母親が胎動に気づくよりかなり早くに胎児の動きははじまっているのです。10週目頃には外側から性別が見分けられます。20週目頃，全身に産毛が生え，小さな指に指紋がみられます。

　近年，超音波診断などの方法により，母親のお腹の中での胎児の活動の様子が観察されるようになりました。保温や衝撃から守るクッションの機能をもつ羊水に保護されて胎児がさまざまな能力をもって活動していることが明らかにされてきています。受精後10週頃には，口を開けたり手足を動かすようになり，眼球運動も活発となります。約20週で胎動のほとんどのパターンがでそろうといわれています。たとえば，母親のお腹の中で胎児がしゃっくりをする，泣く，あくびをする，飲み込む，手で顔を触る，指しゃぶりをする様子が観察されています。受精後28週頃には，視覚機能では，光に対してまばたきが観察され，心拍音や母親などの声などを音として知覚する聴覚機能が備わり，母親の穏やかな，ゆっくりとした声は胎児を落ち着かせ，烈しい声や心拍は不安にすると報告されています。そして，受精後30週頃から，眼球の動きは，睡眠のリズムに呼応します。睡眠のリズムをつかさどる生物時計が37週頃には成熟するという報告もあり，胎児は睡眠のリズムをある程度整えた上で，生まれてくると考えられています。

（4）「胎生期」と「周産期」

　胎児にとっての胎生期と新生児期はその命を胎内で育てている母親にとっては周産期になります。厚生労働省では世界保健機構の規定にならい，周産期を妊娠22週から出生後1週間としています。胎児は母親のお腹の中でさまざまな影響を受けながら胎生期をめまぐるしく成長しながら過ごします。母親も胎児の状態を胎動によって敏感に感じ，生まれてくる子に思いをはせ，まだ見ぬ子に語りかけ，共に周産期を過ごします。

① 胎生期の危機

　胎生期に侵襲を受けやすいところは脳や諸器官であり，また特に，侵襲を受けやすい時期は受精後20週までの時期です。

　胎児の環境は母胎です。よって，母親の身体に侵入してくる物質などにより胎児は影響を受けることがあります。母親の風疹などの伝染病感染，睡眠薬などの薬物服用，過度の飲酒，喫煙，環境ホルモン等が体内の胎児を脅かす危険因子として挙げられます。

　また胎生期の中で，特に，胎芽期は身体の器官がつくられる時期です。外部から有害物質が母胎に入ると，いろいろな器官に奇形が発生しやすくなります。それぞれの器官には外からのリスクを受けやすい時期があり，臨界期と呼ばれます。胎盤がつくられると，胎児はへその緒と胎盤によって母親と結ばれます。胎盤は病原菌などの有害物質に対してフィルターの機能を持ち，遮断するので，胎芽期に比べて，胎生期は奇形の発生率は低下します。しかし一方では，胎児は胎盤がつくられ，直接的につながっている母親の影響を強く受けることとなるため，妊娠後期でも，母親が取り入れるたばこや酒は胎児に悪影響を及ぼし，近年，特にダイエットによる胎児の低栄養環境の悪影響が問題視されています。

　胎児に外部からの話しかけや音楽等が聞こえているかは不明ですが，母親の声や心拍音は伝わっていくと考えられています。そこで，母親の心的状態は胎児に影響を及ぼすと考えられます。

② 周産期の危機

　妊娠中は女性ホルモン分泌が活発となり，内分泌環境が変化して，生物学上は母親を守る防衛機制は強くなります。そのため，一般的には，妊娠はむしろ精神病の発病を阻止するように働くと考えられています（出産後は逆に性ホルモン分泌の低下で心身ともに，ストレスの高い状況となる）。無論，母親は妊娠することにより，自らのからだが短期間で大きく変化し，出産や生まれてくる赤ちゃんに対する不安が高まりますので，気分の不安定さや感覚の鋭敏化が生じます。

（5）胎生期のウェルビーイング

ここでは、「世代間伝達」を取りあげ考えます。

人間は子をもつと同時に、親とみなされ、世間からは親としての役割を期待され、親としての振る舞いを評価されます。しかし親は親であると同時に、赤ちゃんの時代、子ども時代を生きてきた一人の人間で、一人の人間としての連続性をもっています。赤ちゃんの誕生は母親にかつて自分自身が赤ちゃんであったときの過去の感情を呼び起こすこととなり、世代間伝達が育児では起こりやすいと論じられています。

たとえば、母親は生命がお腹の中で育っていると知ったとき、さまざまな赤ちゃんのイメージをこころの中に思い描くでしょう。思い描く赤ちゃんのイメージは母親自身が育てられた親との関係性や今まで体験した出来事、見聞きしたことを元にして作られていきます。これからの生活に喜びを与えるプラスの赤ちゃんのイメージもあれば、現在の生活を壊してしまうのではないかと不安を与えるマイナスの赤ちゃんのイメージもあります。レボビッシ（Lebovici, S., 1988）は、母親が赤ちゃんに抱くイメージには、意識に浮かぶイメージから無意識のイメージまで幅があり、異なる3つのイメージをもっていると述べています。

- 幻想的な赤ちゃん（fantasmatic baby；かつて自分が赤ちゃんとして、育てられた身体感覚体験から生じる赤ちゃんのイメージ）
- 想像の赤ちゃん（imaginary baby；妊娠中に思い描く空想してきた赤ちゃんのイメージ）
- 現実の赤ちゃん（real baby；抱きしめることのできる本物の赤ちゃん）

コラム2:「選　択」

　私たち人間は意志をもって生きる生物です。人生の岐路で，さまざまな困難な選択を迫られ，迷いながらも，その時々でより良いものを目指して生ききっています。
　表1-3は年齢別，人工妊娠中絶件数の推移です。人工妊娠中絶件数は妊娠継続をいろいろな複雑な理由から望まず，結果として妊娠の継続を人工的に断った件数です。マスコミで取り上げられる印象ほどには，10代の人工妊娠中絶実施率は高くなく，望まない妊娠の8割以上は20歳から39歳の年齢で占められています。
　人工妊娠中絶件数の中には，生まれる前の胎児の心身の健康状態を医学的に診断する出生前診断で，選択的中絶を行った件数も含まれています。出生前診断は胎児および胎児の健康状態に影響を及ぼす妊婦の健康状態を診断することで，胎児や妊婦の健康管理に有益な情報を与えることを目的としています。たとえば，出産に困難性が予測される場合，母子の命の安全を図るために分娩施設を前もって選択することができます。一方で，胎児の治療が困難な疾患や障害が明らかになったとき，妊娠を継続しない選択をする場合もあります。
　自主的に吟味検討できる選択の幅が広がることは，よりよい生活を望む意志的な生き方に大事な要素です。今や，ほしい情報が簡便に手に入る時代です。たとえば，望む遺伝情報をもった精子を選択・購入できる機関さえ外国にはあります。どこまでも選択肢を広げていくことへの畏れを感じます。浜田寿美男（2005）は，「たがいの無力を引き受けあうところに，人間の共同性の根があるともいえる」と述べています。選択すること，断念すること，そして引き受けていくことを思い悩み，悩み抜いたとき，仏教用語の「諦観」の意が思い出されます。

表1-3　年齢別人工妊娠中絶件数の推移

	20歳未満	20〜24歳	25〜29歳	30〜34歳	35〜39歳	40〜44歳	45〜49歳	50歳以上	総　数
平成元年	29,675	83,931	79,579	103,459	111,373	54,409	4,237	72	466,876
5年	29,776	85,422	69,975	79,066	76,121	42,412	3,954	58	386,807
10年	34,752	79,762	69,402	62,396	57,122	26,855	2,823	45	333,220
14年度	44,987	79,224	68,766	63,293	49,403	21,618	1,885	36	329,326
15年度	40,475	77,469	66,297	63,923	48,687	20,950	1,853	28	319,831
16年度	34,745	74,711	61,881	61,628	46,878	20,067	1,666	16	301,673
17年度	30,119	72,217	59,911	59,748	46,038	19,319	1,663	28	289,127
18年度	27,367	68,563	57,698	57,516	45,866	17,725	1,572	26	276,352
19年度	23,985	62,523	54,653	52,718	44,161	17,145	1,447	24	256,672
20年度	22,835	56,415	51,719	49,461	43,385	17,065	1,378	22	242,292
21年度	21,043	50,307	47,661	44,867	40,641	16,147	1,270	27	221,980
22年度	20,357	47,089	45,724	42,206	39,964	15,983	1,334	25	212,694
23年度	20,903	44,087	42,708	39,917	37,648	15,697	1,108	21	202,106

注：総数には不詳を含む。
出所：厚生労働省（2013）を一部改変

3 乳幼児期のメンタルヘルス

（1）乳幼児期とは

　乳幼児期は人間の一生において特に外界の刺激を受けて，日々めざましく成長，発達する時期です。知的発達や道徳的理解の土台となるものはこの時期に築かれます。この時期の人間関係が生涯を通しての人との関係性のもち方の基礎となり，人との感情的やりとりの理解と表現が今後の精神発達の基盤となります。また，親なるもの（以後親と記す）とのかかわり方や乳幼児を取り巻く環境によって，乳幼児の心身の成長は大きく左右されますので，成長がめざましい時期は一方で，成長が阻害されやすい時期ともいえます。

　乳幼児期は出生から5，6歳までをさし，乳幼児期は，乳児期（出生から約1歳）と幼児期（1歳から5，6歳）の2期に分けられます。さらに，乳児期の中で，誕生から4週間を新生児期と呼び，幼児期はその発達の特徴から，ほぼ3歳で前期と後期に分けられます。

（2）子宮外の胎児

　動物学者ポルトマン（Portmann, A.）はヒトという種は，脳が高度に発達し，その結果，まだ胎内にいるべき未熟な赤ちゃん（子宮外の胎児）を約10か月生理的早産してしまう特殊な哺乳類であると述べ，さらに子宮外の胎児に相当する乳児期の体験がその後の人生に決定的な影響を与えると，乳児期の体験の重大性を論じています。

　赤ちゃんは視覚・聴覚・嗅覚・味覚・触覚などの感覚器官は発達した状態で生まれてきます。しかし，運動能力においては無力といえる状態で，移動することはもちろん，ものをつかむことも，姿勢を変えることもできません。

　自分では身体を動かすことはできない状態で，周りの状況は見たり，聞いたり，匂ったり，感じたりできるとどのような気持ちが起こってくるでしょう。

仰向けの姿勢で寝たままで，姿勢を変えることさえできませんから，周りで起こっていることをあらゆる神経活動を駆使して敏感に感じ取り，命がけで親に欲求を伝えようとすることが想像できます。無論伝えることばはもっていませんから，泣くこと，声，表情で精一杯自分の欲求を知らせます。欲求が伝わっていくこと，世話をしてくれる親の存在が命をつなげる頼りです。

　子宮外の胎児に相当する乳児期は親なるものに保護・養育されなければ命をつなげられない状態です。人間の赤ちゃんは持続的な温かい親なるものの存在を前提として誕生するともいえます。

（3）早期の関係性

　お腹が空いたり，寒かったり，痛かったりと不快を感じると，赤ちゃんは親に「不快」の取り去りと，「快」を求めて泣きます。自分では，「不快」を取り除くことができず，全面的に親の助けがなければ生き延びることができません。赤ちゃんは親に欲求を伝え，親は赤ちゃんの表情を見ながら欲求に応えようと努力します。赤ちゃんは欲求がかなえられると，喜びを表現し，その表情を見て，親も赤ちゃんと同様に嬉しい気持ちが起こったことを表情や声のトーンそして身体接触で返します。

　スターン（Stern, D.）は，この響きあう親子の相互的な情動交流を情動調律（affect atunment）と概念化し，親子の関係性を築くのに重要な役割を果たすことを唱え，親子関係の心理治療にも取り入れました。親との温かい肌の触れ合い，視線，表情などの双方向性の情動交流の繰り返しの中で，自分では動くことのできない赤ちゃんは親が喜んで応じてくれることで，このままで大丈夫と存在への安心感をもつようになるのです。自分の存在は価値があるという感覚は，自分の存在が親にも喜びを与え得るとの相互の情緒的応答性の中で強められていきます。継続的に世話をしてくれる親との特別な安心できる関係ができると，親を求め，姿が見えないと懸命に探すようになります。特定の人との間に形成される持続的な絆をボウルビィ（Bowlby, J.）は愛着（attachment）の形成と定義しました。また，エリクソンは基本的信頼感（basic trust）を獲得することと述

べ，基本的信頼感は人生において第一に必要不可欠な発達課題であると論じました。

生きていくための最も基本となる活動を他者に全面的に依存しなければ命をつなげられない乳児期に，他者との愛着や安心感を築けることが，生きていく力の源となります。生存への安全感や愛着を形成すると，安心して他者に頼れるようになり，外界への好奇心が育っていきます。要求を求めるだけでなく，他者の行動をまねて取り入れ，伝えていこうとする意欲がついてきます。心身ともに健やかに成長していく上での大切な土台となるのが，早期の養育をしてくれる他者への愛着，信頼感をもつことにあるといえます。

（4）虐待——乳幼児期の危機

乳幼児期の危機は，乳幼児の心身の成長に大きな影響を与える親との関係によって生じます。その中で，最も深刻な危機が虐待です。子ども虐待は本来守られるべき相手から，長期にわたって繰り返し受ける外傷体験で，その子どもに与える傷は極めて深刻です。外傷体験を受けると，感情のコントロールの困難さや解離の症状が起こることが報告されています。愛着が形成されないために起こる反応性愛着障害（reactive attachment disorder）の増加は近年の課題です。児童福祉法第25条に基づき，虐待を発見した者は誰でも，福祉事務所または児童相談所に通告しなければならないこと，地域住民を含めた国民一般に通告義務を課しています。社会の一員として子どもの命を守ることは果たすべき役割です。筆者の長い臨床の中では，緊急保護で子どもの命が救われたケースもある程度数あり，養育する親の側に非常に重大な問題のあるケースにも出会ってきました。

しかし，根本的な問題解決に向けては，親を加害者と決めつけない親子の相互の関係性の改善を図る支援が大切となるでしょう。乳幼児は，自分の親を必死に求めます。他の誰でもない自分の親に受け入れられ，認められることを求めます。養護施設に預けられて，そこで施設の方とよい出会いがあったとしても，子どもは自分が人間としてどこか足りないところがあるから求めた親に捨

られ，家庭で過ごすのが普通なのに施設で過ごさなければいけないのだと思うことが多いように思います。自分は愛される価値がないと，極めて低い自己評価をもつ傾向があります。また外傷体験となった出来事は再現性が生じやすい特徴があります。

　不安で頼りないときに守られなかった深い傷を癒す治療は，親子の関係性が継続している状態で行うことがより有効です。苦しんで助けを求めることができずにいる親，子どもをどう守って育てていけばよいのかわからない親，自分こそ子どもに嫌われている被害者であると思っている親に対しても，気長で持続的なサポートが必要となります。早期の関係性の危機の解決に向けては，親子双方にとって「最も大切な存在である」ということに気づいてもらうようにかかわることが重要となるでしょう。子どもの支援とともに，いかに親の子どもを守り得る力を引き出し，より高めていくか，親に安心感を与え，子育ての力があるという自信を与えられるかが要となるように思います。

（5）乳幼児期のウェルビーイング

　生涯で最も感動したことを問われ，「子どもの誕生」，「この世に生を受けて初めて発する赤ちゃんの純粋で力強い産声を聞いたとき」と答える親は多いでしょう。大半の親にとって，産声はこの命の親になることへの責任と喜び，未来へと向かう力を与えてくれます。ここでは乳幼児期をよりよく生きるために，乳幼児期の各期のかかわりについて述べます。

① 乳児期

　子宮外の胎児に相当する乳児期は親に持続的な温かい思いやりをもって守られて，赤ちゃんは健やかに成長していきます。また，保護しなければ，一人では命をつなげられない子どもに感情移入して育てている親は，自分の手に命が委ねられ，ちょっとした不注意で子どもの命が消えるのではと不安感をもち育てています。子どもが無力であるのと同じように，ともすれば，親も親として子どもを守り，育てていく能力がないのではないかという感情にとらわれやす

いのです。

　子どもの成長には自分は生きている価値がある存在であるという安心感をもつことが必要なように，子どもを育てている親にも，まず安心感を与える周囲の支えが重要だと考えられます。親が自身の育児のあり方に安心感や自信がもてると，たとえ，子どもが出す欲求のサインが弱くても，子どもが発するサインを読みとる親側の力が増し，相互の応答性は高まることになります。親を元気にする支えが，特にこの時期は重要といえるでしょう。

② 幼児前期

　1歳の誕生日を過ぎると，子どもは自分の力で「話す」，「歩く」力を身につける自律の時期に入ります。筋肉も目覚ましく発達し，歩く・走る・跳ぶの移動運動や，つかむ・保持する・投げるの微細運動も可能となります。自分でやってみることで力をつけていきます。子どもの成長に，親もまたかかわり方を変えていく必要があります。今まで，子どもの欲求を充たし，心地よくさせるのに全力で努めていた親は，何でもしたがる子どもの行動に制限を与える役割も取らなければなりません。そうしなければ，子どもはどこまでなら，してもよいのかわからず，自分を律することを学べないでしょう。

　この時期，親は，あくまでも乳児期に築いた安心感と信頼感をベースに，子どもの今もっている力に合わせて，緩やかに，気長に，しつけという文化を伝える役割を担うことが大切だと考えます。そのために人間の発達理解を身につけることは有益です。親が子どもの大まかな発達の筋道を理解していると，今の困った状態がいつまでも続くわけではないことがわかり，見通しがもてることで，安心や余裕が生まれます。発達を知ることは，今，子どもが喜んでする動作の意味がわかると同時に，その動作がどのくらい続くのか今後の見通しがもてる効用があり，一人ひとりの発達段階に応じたかかわりが身につくこととなるでしょう。

③ 幼児後期

　フロイトがエディプス期と呼んだ幼児後期は，同性の親と競争し，異性の親に強い愛着を示す時期です。今までずっと世話をしてきた母親にすると，女の子に対し，やや裏切られた気分になり，男の子に対しては，さらに愛着が増す時期といえます。女の子は言語表現力が著しく伸びる時期で，母親を言い負かすこともできるために，この時期は母親と娘の関係がうまくいかない傾向があります。

　そこで，この時期は母親自身が自分の子ども時代の母親との関係性の悪い部分ばかりを思い出し，自身の負の体験を繰り返す，いわゆる負の世代間伝達が起こりやすい時期であり，母親と女の子の関係では，こうしたことが一般的に起こりやすい時期であると知っているだけでも，自分一人だけではないのだと母親がゆとりをもって，子どもに接することができます。また，フロイトはこの時期に，「本能的欲求や衝動を抑え，規律を内在化した社会的秩序であり，良心である超自我が形成されはじめる」と論じました。子どもにとって，父親は一番初めの超自我のモデルとなることが多く，父親が育児に積極的に参加することで，解決する問題が多くあります。父親の育児への積極的な役割が必要とされる時期といえます。

　乳幼児期の人生初期の関係性はその後の人生に重大な影響を及ぼします。それだけに，最初の人間関係となる親子関係は大切に築いていきたいものです。一方，乳幼児期の体験がその後の人生を規定するわけではなく，私たちは発達的な可塑性（developmental plasticity）をもっています。その後のさまざまな人との出会いや，認識の変容により，傷つきからの回復や育ち直しできるに十分な柔軟性や弾力性をもっています。

　そこで，今までの体験を思い出し，自分の歴史をつくるワークをしてみましょう。

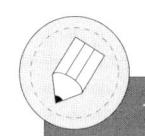

やってみましょう

ワーク1-1：「自分の歴史」

「くっきりと思い出せる最初の記憶はいつ？ どのようなことでしょう？」
　印象深い出来事を思い出していくと，その時の気持ちも伴って，少しずつ記憶が思い出されます。最初に思い出した記憶から，もう少し前のことも思い出そうとしていく作業をゆっくりと進めていくと，いつ頃のことまで遡って思い出せますか。
　このワークでは，ゆっくりと自身の歴史を思い出してみます。
　縦軸に気持ちを±5段階に，横軸に年齢を，3歳から3年毎に24歳まで記してあります。必要に応じて年齢を調整してください。たとえば，幼稚園や保育園時代，どのような気持ちで過ごすことが多かったでしょう。自分の現在の日常の気持ちを0としたとき，嬉しい気持ち，わくわくする気持ち，プラスの気持ちで過ごしていたと思い出されたら，その程度に応じて5段階のどこかにプロットしてみます。あるいは，かなしい気持ち，不安な気持ち，いやな気分で過ごしていたと思ったら，そのマイナスの程度を5段階のどこかにプロットしてみます。小学校入学時の6歳，ギャングエイジ時代と言われる小学校3年生頃の9歳，そして小学校を卒業して中学校入学の12歳と……現時点までを思い出していきましょう。
　こころに衝撃を受けた出来事も思い出されます。その頃の親，家族，友人，教師との関係，あなたがとっていた行動様式，表1のエリクソンの発達段階の表を参考に，丁寧に自分の歴史を書き進めてください。
　プラスの気持ちの程度が最も高かったことはどのような体験でしょう。思い出したときのこころが弾む気持ちを味わい，当時のアルバムを広げてみるのもよいでしょう。そしてそのでき事に〇や花マークをつけましょう。
　また，マイナスの気持ちの程度が最も高かったことはどのような体験でしょう。そのことはあなたの中で，今，何とか解決していますか。まだ解決できていなくて，思い出すと，烈しい感情が沸き起こると思われたら，■の印をつけ，こころの中の箱にまだ入れておきましょう。余裕のあるときに記憶の箱から少しずつ取り出すことにして，一旦は箱の中に入れてください。自分なりに解決している出来事には☆の印をつけ，何がその時の助けや支えになって，乗り越えることができたのか，じっくり思い出しましょう。その時，あなたを支えたのは，親，友人，景色，音楽，書物，他に興味を引くことの発見，身体を休めること……どのようなことだったでしょう。その時の支えを思い出すことはあなたがこれから困難なことに出会うとき

に自身のストレスの緩和やあなたの大切な人の問題解決のヒントを与える手助けになるでしょう。

　私たちは生きていく上で，たくさんのつらいことを体験します。思い通りにいかないことばかりに出あって，途方に暮れたりします。そのような体験はこころを傷つけますが，一方，私たちがいろいろな人たちと暮らしていく上で身につけるべき大事な力を与えて，こころを強く鍛えてくれるという意味で，ストレス耐性ともなります。また，こころが温かくなった出会いや出来事は生きる活力を与えます。

　たくさんの嬉しかった体験，つらかったけど学んだと思える出来事をゆっくりと思い出して，味わいましょう。あなたの今を作っている歴史です。

- 最初の記憶：

- うれしい出来事・体験：

- ☆の出来事の支えとなったのは：

第1章 こころと行動の発達

歴 史

| | 3 | 6 | 9 | 12 | 15 | 18 | 21 | 24 | 歳 |

○ 心躍る　　■ 辛い未解決　　☆ 辛い体験解決済み：支え

＊ワークを通しての気づき：

4 学童期のメンタルヘルス

（1）家庭から学校へ

　ほぼ小学校時代の6年間をさす学童期は，最初の人間関係がつくられる乳幼児期と，疾風怒濤といわれる思春期の間にあり，フロイトは潜在期と称し，比較的心身ともに安定している時期と論じました。しかし，昨今においては子どもを取り巻く環境の不安定さの中で，まさに隠れていたものが表面化したかのように，学童期にさまざまな問題が生じています。

　学童期は「学校」という場で，集団教育を受ける時期です。義務教育としての「学校」では，チャイムからチャイムまでの定まった時間に，定まった場所に着席し，教師の指示で定まった科目を学習することが中心の生活となります。同じ時間に，同じ場所で，同じ課題を学習する同年齢集団の中に身を置くことにより，自分自身と他者への意識が著しく高まります。子どもは学校の一斉授業で，自分の能力の高低や仲間内での自分の位置や評価をはっきりと意識するようになります。自分自身の気づきに加えて，仲間集団内で生じる比較や競争，また教師や仲間集団からの評価によっても，優越感や劣等感をもちます。

　また，学童期は子どもの内からも知りたい，したいという好奇心が高まる発達の段階にあり，外からは「学校」という組織で学ぶことを求められることで，内なるものと外との折り合いをつけることが必要となります。折り合いがついているときは，学ぶことが面白くなり，新しい発見をして，程よい優越感やほどよい劣等感をもちます。この時期の程よい優越感は，喜びを生み，達成感から意欲が増し，自己の能力を精一杯に高める力や自信へとなります。また，ほどよい劣等感をもつことは，自分のできない面や他者のできる面をしっかりとみることとなり，幼児期にもった全能感を是正して自己認識を修正すること，また他児の魅力に気づき，魅力を感じた他児のようになりたいと自身を成長させることへとつながります。しかし，この期の発達課題をエリクソンは「勤勉

性と劣等感」と論じているように，過度の劣等感をもつことはさまざまな知識や技術を獲得しようとする勤勉性を育ち難くします。

（2）能力の個体差と障害

　人間発達には，法則性や順序性がある一方で，一人ひとりは，それぞれ違った独自の特徴をもって生を受け，それぞれ異なった環境で育ち，周囲の環境を独自の感性と理解力で認識してかかわり，外界へ適応して生きています。生を受けて育ってきた年数は同じでも，個体の特徴はさまざまで，一つひとつの能力に広い個体差の幅があります。

　たとえば，同年齢集団において，身体的特徴や能力についての極めて多くのデータを集め，その平均値を求めて平均からの偏差を測定する作業を進めていくと，先天的な，環境等の影響を受けることが少ない特性ほど，正規分布と呼ばれる分布をなすと考えられています。正規分布の形は平均値周辺に大多数が集まり，なだらかな稜線で広がっています。図1-1で示すように，正規分布は中央の1標準偏差内に70％弱が集まり，2標準偏差内に全体の約95％があります。多数が占める範囲にいることが良いわけではありませんが，多数の人が占めている1標準偏差内にいることは，標準で，該当年齢相応であると考えられています。

　知能検査で測定される知能指数（Intelligence Quotient：IQ）は正規分布を形づくる代表的なものとして知られています。皆さんは「知的能力障害」について，どのように理解され，どのような印象をもたれていますか。「知的能力障害」はかつては，「知恵遅れ」，「精神薄弱」と呼ばれ，2013年のアメリカ精神医学会発行の『精神疾患の診断・統計マニュアル 第5版』（DSM-5）で「精神発達遅滞」から「知的能力障害」へと変わっています。

　「早期幼児自閉症」を名づけたことで知られるカナー（Kanner, L.）は知的能力障害をRelative・Absolute・Apparent retardation の3つに分類しました。

・Relative retardation：適切な支援と教育で自立可能な精神発達遅滞

図1-1 正規分布

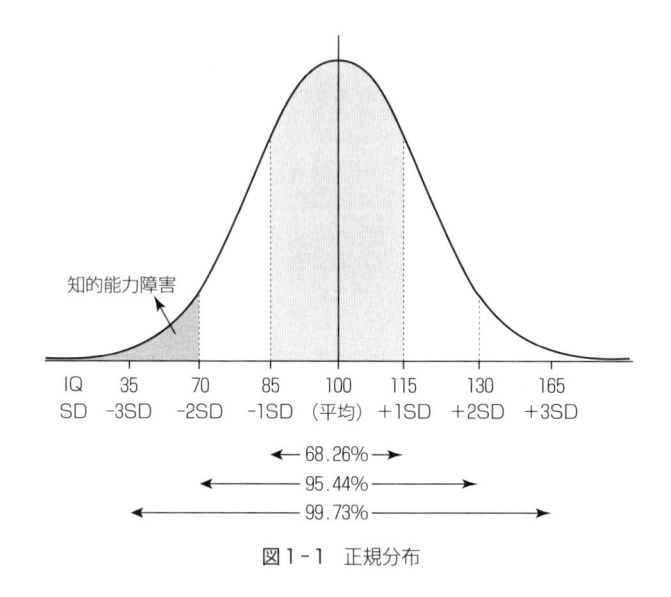

- Absolute retardation：文化的背景にかかわらず，自立不可能な精神発達遅滞
- Apparent retardation：本来は知的能力障害がないが，何らかの事情でその能力が発揮できない状態で，知的能力障害とみなされている仮性精神発達遅滞

現在，国際的に活用されている診断基準としては，DSMと世界保健機構（WHO）による『疾病および関連保健問題の国際統計分類』（ICD）があり，そこでは知的能力障害は適応に困難性があるIQ 70以下と記されています。また，ICD-10とDSMの4版までは知能検査測定値で知的能力障害は分類されています。IQ 50-69は軽度精神遅滞，IQ 35-49は中度精神発達遅滞，IQ 34-20は重度精神発達遅滞，IQ 19以下は最重度精神発達遅滞と分類明記されていました。

正規分布の図で見てみましょう。IQは平均値を100とし，1標準偏差内のIQ 85-115が普通発達とみなされ，2標準偏差内のIQ 70-130が全体の約95％を占めます。2標準偏差を超えるIQ 70以下が国際的にも知的能力障害と取り

第1章　こころと行動の発達

表1-4　DSMの分類変遷

年	DSM版	記述の変更
1980	DSM-III	**発達障害**という概念が記載される • 発達期に固有な障害が発症する • 脳の何らかの生物学的な障害によるいくつかの徴候が持続する
1994	DSM-IV	**発達障害**というカテゴリーがなくなり，「通常，幼児期，小児期または青年期に初めて診断される障害」として，精神遅滞，広汎性発達障害（自閉性障害，アスペルガー障害等），特異的発達障害等が含まれる
2000	DSM-IV-TR	「通常，幼児期小児期または青年期に初めて診断される障害」の大分類に精神遅滞，学習障害，広汎性発達障害（自閉性障害，アスペルガー障害等），注意欠如および破壊的行動傷害等が含まれる
2013	DSM-5	広汎性発達障害→自閉スペクトラム症（アスペルガー障害は消える）「**神経発達障害**」が創設，その中に知的能力障害，自閉スペクトラム症，注意欠如・多動症，特異的学習障害等が含まれる

決められています。一般的に IQ 70-84 は境界線級発達と呼ばれ，普通発達と障害との境界と取り決めています。IQ が70未満と IQ 130超えはともに平均値からは逸脱して，統計上は，同じ確率で生じることになります（現実には，IQ が70未満には生理的なものばかりでなく病理に因を発するものも含まれるので，IQ 130超えよりやや多くなる）。知的能力障害と診断されると，絶対的な差があるもの，普通とは異質なものと捉えてしまいがちですが，知的能力障害があるか否かの診断は平均からの偏差で境界を取り決めています。

現在，教育現場では，知的能力障害への対応に加え，増加している神経発達障害と診断される子どもたちへの対応に追われています。障害名称が DSM の改訂により変化していますので，簡単に，表1-4に示します。神経発達障害は知的能力障害のように指数で量的に示すことができませんので，どこから障害があると境界を設けるのかは，さらに難しい問題となります。

高木（2009）は増え続ける神経発達障害の代表である自閉症の研究を進める中で，「自閉症の出現率の多さからみて，自閉症そのものは雑多な原因による症候群にすぎず，いずれは解体される概念であるのかもしれない……対人関係障害の質を規定しなおすことによって，自閉症スペクトラムと正常の境を，知

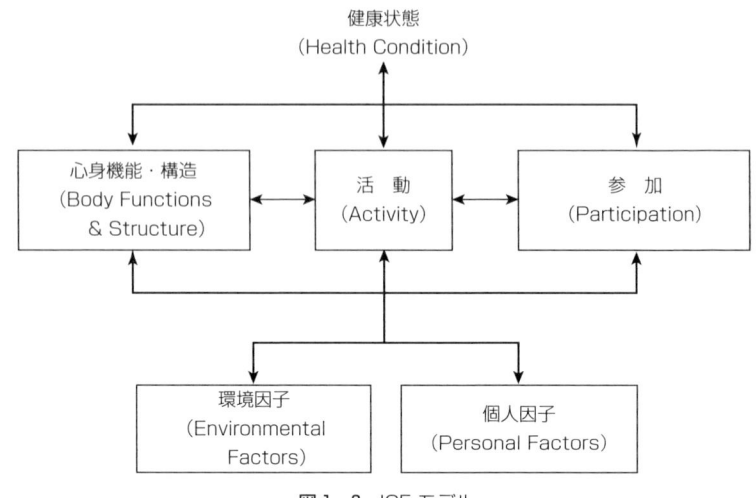

健康状態
(Health Condition)

心身機能・構造 (Body Functions & Structure) ― 活動 (Activity) ― 参加 (Participation)

環境因子 (Environmental Factors)　個人因子 (Personal Factors)

図1-2　ICFモデル
出所：WHO (2001)

能指数のような量的差異として定義することが必要であるのかもしれない」と提言しています。

　個体差が大きい一人ひとりの子どものもっている力を伸ばし，健やかな成長を育むためには，その子を取り巻く環境を知り，知的能力の軸だけでなく，対人関係の理解能力，興味・関心の限局性，注意集中力，衝動性，多動性など多軸の能力を見立てて，その子の特性に応じたわかりやすい学習の場を提供することは重要な課題です。そして，平均値から逸脱して能力が低い場合は，現代の複雑で文化の進んだ社会の仕組みを理解し，適応していくのには困難性が生じます。そこで，その子のニーズに応じて特別な配慮と支援をすることが必要となります。しかし，障害と診断されることと障害とは診断されていないことの間に，一般に考えられるような異質性はなく，それは連続したものであり，平均からの偏差であることはこころに留めておくことが必要と考えます。いったん障害と診断されると，異質なもの，固定したものと捉えてしまいますが，一方では人間は人的環境の変化に呼応して，変化・発達していく柔軟性や発達の可塑性ももっているという視点ももちたいものです。

図1-2はWHOが2001年に提案した国際生活機能分類（ICF）の障害についての定義です。1980年には障害を「機能障害―能力障害―社会的不利」という3つの次元で定義しましたが，「機能障害」は「心身機能・構造」に，「能力障害」は「活動」に，「社会的不利」は「参加」に変更されました。

（3）不登校――児童期の危機

かつては，学校恐怖症（school phobia）とか，登校拒否（school refusal）と言われていましたが，現在は，不登校（non-attendance at school）という言葉が一般的に使われています。学校に登校できない状態像を指して使われています。

怠学ではなく，学校に行けない子どもたちが注目されたのは，1941年にアメリカのジョンソン（Johnson, A. M.）が母子分離不安を主の原因とする「学校恐怖症」という論文を発表したのが最初です。学校恐怖症と呼ばれた時代は，不登校の原因として，母親の過保護，父親不在など個人や家族の病理が原因として注目されました。登校拒否と呼ばれた時代は，加えて学校や教育のあり方が原因として注目されました。今，不登校と呼ばれる時代は，学校に対する価値観の変遷も影響して学校へは通うのが当たり前という学校への吸引力が弱まり，学童・思春期の社会的不適応現象としては普遍的となり，誰にでも起こり得る症状とまでいわれますが，DSMやICDの診断でも独立した単一疾患としては挙げられていません。それでは，不登校とはどのようなものなのでしょうか。

不登校を訴えて相談にこられる場合に，登校できない状態に加えて，頭痛，腹痛，めまいなどの身体症状，不眠，食欲不振，視線不安，学業不振，家族関係，ゲーム依存，いじめ，友人関係などの，さまざまな問題を抱えている場合が一般的です。ただ不登校と名づけて，登校を勧めるべき時機であるか否かのハウツウ式の対応を考えるのではなく，どのような問題を抱えた不登校であるかを明確化し，それぞれが抱えた問題に応じた対応が必要と考えます。そのとき，不登校になって訴え，表現しているものが見えてくるように思われます。

カナー（1978）は，「身体症状は，隠されている問題を考えるための入場券であり，心の中に悪いことが起こりつつある信号である。身体症状はじぶんの

内的な力を失わないための安全弁となり，自分を救い，心の問題を解決する手段となる」と説明しています。身体症状を問題となる行動に置き換えて考えてみましょう。子どもの現す問題行動は子どものつらい状況が何であるのか教えてくれるもので，子どもはそれを表現することで，もっと悪い状態にならずにすみ，守られることとなります。そこで，問題解決に向けては，子どもが表現している行動，語ることばにしっかりと耳を傾けることが大切となるでしょう。

（4）学童期のウェルビーイング

　学童期のウェルビーイングでは，「自尊感情」を取り上げます。自分自身の存在の価値を認め，実物大の自分を受け入れ，自分を大切にしようとする気持ちといえましょう。

　学童期では，同年齢集団の中での自身の気づきの自己評価に加えて，他者からの評価によって，子どもは自分というものが脅かされる場面に数多く遭遇します。幼児期にもっていた全能感がしぼみ，自身の欠点やできないことにも気づかされ，実物大の自分を引き受けていくことは大変つらいことです。しかし，幼児的の全能感が修正されないまま成長してしまいますと，自己の実像との隔たりが大きくなり，自我が肥大化し，周囲からの客観的で公正な評価を嫌って避ける悪循環が起こり，社会性の発達が阻害されることになります。成長していく上で，現実を認識することはつらい作業を伴うがゆえに，多くの心的エネルギーを使います。幼児期にもった全能感に代わり，かけがえのない自分の存在の価値を認め，実物大の自分を受け入れ，自分を大切にしようとする気持ち「自尊感情」を育てていくことがこの時期の重要な発達課題となります。この自尊感情は逆境へのレジリエンスとなり，適応力を高めます。

　自尊感情はどのように育てていくことが大切なのでしょうか。

　子どもが学校でいつも他の子と同じようなレベルまで達成できない状態を体験していると，どこか自分は人間として足りない，失格だと思い込むようなことが生じてきます。このように自尊感情が低下すると，自分自身を向上させる意欲が減退するばかりか，生きようとする力までも減退します。そこで，学校

では，特定の子が苦手意識ばかりをもつことがないように目を配り，一人ひとりがその子の適性や能力を発揮し得る場面，学校に身を置くことが楽しくなる場面を，いかに設定していくかに工夫したいものです。そして，教師は勉強や運動ができないこと，容姿に自信がもてないこと，友だちを作るのが苦手なことなど，他児と比べてできないことがいろいろとあっても，人間の尊厳性にはかかわらないことを根底にしっかりともって，結果の評価以上に作り上げる過程を大事に指導にあたることが大切と考えます。学童期に本人も気づかなかったような内に潜んだ力を家族以外の他者によって引き出されることは大きな誇り，生涯の財産となり，子どもの自尊感情は育ち，その子の生きようとする力を高めることとなるでしょう。

　また，乳児期の発達課題といえる基本的信頼感を十分にもてずに，存在への安心感を獲得することなく学童期となり，自分のことを親や周りの人を喜ばすことができない，いらない子だと思っている子も多く見受けられます。その場合，まずは親が言葉ではなく，子どもと過ごす日々の時間の中で，一人ひとりの存在の価値はかけがえのない絶対的なものであり，他者と比較して人間の価値は生まれるものではないことを態度として十分にわが子に伝えていきたいものです。親自身のわが子へのかかわりが条件つきの愛情のかけ方や，親の支配が強くなり，操作的態度になっていないかを，この学童期にもう一度見直しをすることは有意義でしょう。生まれて十数年で，子どものいろいろな能力を決めつけないこと，根気よく気長に子どもの成長を見守ることで，子どもの自尊感情は育ち，子どもはより自身のもっている力を発揮できるようになると考えます。

　家庭から学校に移行する学童期，仲間との集団生活にうまく適応するためには感情をコントロールすることが求められます。特に，怒りや恐怖心はネガティブな感情とみなされ，抑える学習を勧められます。一方，カウンセリングではクライエントの感情を大事に受けとめ，カウンセラーはその時の体験状況をイメージし，共感することから始めます。感情はどのような機能をもっているのでしょう。ここでは「感情を理解する」ワークをしてみましょう。

第Ⅰ部　総論　メンタルヘルスとは

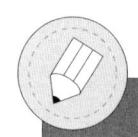

やってみましょう

ワーク 1-2：「感情を理解する」

「ワーク 1-1」では，いろいろな体験とともに伴って，その時の気持ちも思いだされたことでしょう。ここでは，「感情」を取り上げます。

怒り・恐れ・よろこび・かなしみ等の瞬時に生じる，直接的な基本的な感情（feeling）を情動（emotion）と呼びます。情動は時代や文化の影響を受けず，老若男女を問わず，世界中の人間に備わっています。このように共通に生まれつき備わっているのは，進化の過程で生命を維持していくために必要なものと考えられています。それぞれの感情は，人間が外界に適応し，他者と交流し，思いを伝え，生きていく上での必要性をもっているといえます。

それぞれの感情はどのような役割をもっているのでしょうか？

怒りや恐れは動物の行動を観察すると，容易にその必要性が理解できるでしょう。アメリカの生理学者キャノン（Cannon, W. B.）は「生命体は危険にさらされたとき，生存のために，闘争か逃走（fight or flight）の危急反応をとる」と述べました。自分を守るために怒りは他を攻撃し，恐れは他から避ける適応行動です。

よろこびとかなしみの感情はどうでしょう。これらは自分にとって大切なものに関係します。よろこびは快の感情です。求めるものを与えられると快を感じます。快感は「このまま続けてよい」のサインとなり，自分にとって意味のある大事なことを作り上げるエネルギーを生み出します。逆にかなしみは自分にとって意味のある大事なことや大切な対象を喪ったときに生じます。

それでは，ワークを始めます。あなたは 4 つの情動が沸き起こったとき，どのような言葉を用いてその時の，その気持ちを表現しますか。相手に伝える言葉を，それぞれ，7 分間で思いつくまま，書き連ねてみましょう。

• 怒り：

第1章　こころと行動の発達

• 恐れ：

• よろこび：

• かなしみ：

＊ワークでの発見は？

＊一番多く書けた感情表現のことばは？

＊反対に一番少ないのは？

第Ⅰ部 総論 メンタルヘルスとは

＊書けた数に差があるのは，どのようなことが原因として考えられますか？

次の文章はパット・パルマーの著書の1節です。（1）〜（7）にぴったりすることばを入れて，味わってみましょう。

あなたは怒りを悪い感情だと思っているかもしれない。だけど，怒りを感じるということはこころが（ 1 ）な証拠なんだ。怒っている気持ちを押し殺したり，隠していると，それが（ 2 ）のように固まって，いつのまにか，あなたの人生をねじ曲げたり，傷つけたりするようになる。そのせいで，病気になってしまうことだってある。怒ってもいい。大事なのは怒らない事じゃなくて，怒りに（ 3 ）されないこと。あなたが怒りに（ 3 ）されると，怒りはすぐに（ 4 ）を開始する。そんなときあなたの怒りは，自分を（ 5 ）という目的を忘れ，相手をやりこめることだけが目的になっている。怒りを（ 4 ）させると，あなたはいろいろなものを失うだろう。気持ちが静まった時，あなたは傷つき，きっと自分を責めるだろう。

そういうことが重なると，いつしか自分のことを愛せなくなってしまう。後悔するから，怒るのをやめよう，なんて考えないで，もっとうまく怒れるようになろうと考えた方がいい。上手に怒りを表現できる人は，たいてい，とっても魅力的な人だ。あなたの怒りは，人を傷つけるためではなく，あなたを（ 5 ）ためにある。そして覚えておいて。あなたの怒りはあなた自身を，そして世界を，より良いものに変える可能性を持っている。

大好きな人がいるってなんて気持ちがいいんだろう。でも時には，大好きな人にさよならを言わなければならないことがある。いろいろな理由で人やペットはあなたのそばから去っていく……大切な人を失ったら，誰だってあなたと同じような気持ちになる。それなのに（ 6 ）ばかりいてはだめだとか必要以上に頑張ってしまうかもしれない。忘れようと無理をして（ 6 ）なんかないといってしまうかもしれない。でも（ 6 ）を感じ，（ 6 ）に浸ることはとても大切なこと。（ 6 ）時はちゃんと（ 6 ）。（ 6 ）ことは悪いことじゃない。（ 6 ）でいる自分を叱らないで。（ 6 ）時はまず（ 7 ）。（ 7 ）けば，（ 6 ）はあなたの中から少しずつ外へ出て行く。

（1）健康　（2）石　（3）支配　（4）暴走　（5）守る
（6）かなしい（を変化）　（7）泣く（を変化）

5 思春期・青年期のメンタルヘルス

(1) 性衝動の思春期

　思春期とは，元来は，第二次性徴の発現から長骨骨端線の閉鎖（身長の伸びが止まる）までの身体的成長を意味する言葉です。近年，発達加速現象により，第二次性徴の発現は早くなり，8歳頃から内分泌の変動が始まり，10歳頃に性差による身体的変化が現れてきます。また，身長の伸びが止まるのは性差や個体差が大きく，12〜20歳前後までの幅があります。そこで，学童期から青年期に移行する10歳から14，15歳頃の急激に身体が変化する青年前期に当たる時期を，特に思春期と呼びます。

　思春期は性ホルモンの活性化によって，第二次性徴が発現することからはじまります。生理的変化としては男子では，声変わり，射精が起こり，女子では，乳房が成熟し，初潮が訪れるのが特徴でしょう。性ホルモンの活性化は身体に第二次性徴をもたらし，脳に作用し，攻撃的な性衝動を生じさせます。これは生物学的には，遺伝子に組み込まれた哺乳類に共通の情報であり，それから逃れることはできないといわれています。種族保存には不可欠の抑えがたい性衝動の起こる時期に，他の哺乳類は巣別れして，新しい家族を作ります。しかし，人間はこの時期はまだまだ，社会的に親の保護の下にあります。思春期とは身体機能は母となり，父となり得る生殖機能が備わる時期です。巣立ちを図り，ある時は庇護・管理する大人世代に激しく反抗し，家庭や学校で他者に攻撃的行動を起こし，またある時は，急激な身体の変化を自分のものとして受け入れ難く，自身の身体を傷つけ，自傷行為を起こしがちにもなります。急激な身体の変化は，こころにも大きな衝撃を与えます。急激な身体的変化や抑えがたい性衝動はこころを不安にし，一方では保護してくれる親への依存も高まります。

　思春期はあたかも，着たことのない洋服をいきなり着せられて，なじめず戸惑っているかのようなとか，身体の内部で生と死が起こっているさなぎの時期

などにたとえられるように，身体は子どもから大人へと急激に変化するものの，心理的にはまだ子どもの部分を残しています。身体的成熟とこころや社会的成熟との間に大きなずれが生じ，依存と独立のはざまで激しく揺れるアンビバレントな感情をもつことが思春期の心性です。巣立ちを前にした思春期とは，大人世代と折り合いをつけ，自身の身体の変化に折り合いをつける時期であるといえるでしょう。

（2）「時代の顔」としての青年期

　思春期が生理的身体的変化において大人への移行期であったのに対し，青年期は心理・社会的に子どもから大人への移行期といえます。かつては20代前半までを青年期と捉えるのが一般的でしたが，心理・社会的な自立が遅れている現状を踏まえて，長期化して，30歳までを青年期と捉える見解も有力になっています。

　青年期は自身の思春期に起こった急激な生理的身体の変化を受け入れ，社会の中で，「自分とは一体何者か」「自分の生まれてきた由来はどこにあるのか，自分はどのようになっていくのか」と自分の性を意識しながら，自身の役割や進むべき方向を見出す時期です。

　今どきの青年の行動や考え方に対して，大人たちからの嘆きはいろいろな場で聞かれます。しかし，大人の青年に対するこのような嘆きは古来からのもので，古くは5千年以上も前に洞窟の壁に若者への非難が彫りこまれ，またソクラテスも「今や若者は専制君主となっている」と述べたと伝えられています。清水將之（1996）が「青年は時代の顔」と名づけるように，その時代の社会の特性の中で，特に負の部分を，青年は大人に先取りして見せつける傾向があるようです。そうすると，大人世代が非難した青年の先取りした姿から，現在の大人社会の矛盾やひずみが見えてくることとなります。

　近年の若者の姿としては，SNS（Social Network Service）を活用してインターネット上で友人関係を構築するのが特徴的であり，ネット依存に陥る学生もよく見られます。今や高校入学までにスマートフォン等の携帯を揃えることは小

学校入学までにランドセルを揃えるより必須と言われるほどです。匿名性で互いの実の姿は知らず，自分が伝えたい情報のみを選択して伝えること，自分が欲するときにはいつでも連絡が取れること，仲間内ルールがあり「いいね！」の評価をとりあえず即座に返信することからは，必要とするときに素早く応じてくれる，安全で，味方となる人を傍らに強く求めている青年の姿がうかがえます。大人社会が自己責任を課し，失敗が許されず，効率の良さが求められている社会となっている反映かもしれません。

（3）アイデンティティ

　エリクソンが青年期の課題と唱え，彼の漸成発達論の中核になっている概念が，アイデンティティ（identity）の確立です。「アイデンティティ」という言葉は同一性と訳されていますが，訳すと微妙に意味が異なるとのことで，近年そのままカタカナで表記して使われています。たとえば，「アイデンティティ・カード（identity card）」は身分証明書であり，「アイデンティティ・チェック（identity check）」は身元確認であるように，アイデンティティは自分であること，自分ということについての意識やその内容を規定することといえましょう。

　アイデンティティの確立は，「自分は一体何者だろう」「自分は何を求めているのだろうか」「自分はこれまで何をしてきたのだろうか」「自分はどう生きればいいのか」と自分自身に目を向け，問いかけ，迷いながら，自分なりの答えを見つけようと，自分で自分という独自性を前向きにつくり上げていくことといえます。人間は出生以来，両親，教師，友人，周囲の人々など，その成長過程で意味のある人との出会いの中で，理想となる他者を取り入れる同一化（identification）を重ねることによって，社会の中で暮らしていく適応力をつけ，技を身につけ，自分というものを作り上げてきました。この青年期に，幼児期から培ってきたさまざまな同一化や自己像を社会との関連で再構築し，選択・統合して一貫した自分というものを規定していくことが青年期の中心課題で，また一人の人間が大人となる重要課題といえます。

（4）モラトリアム――青年期の危機

「モラトリアム」とは，もともと経済用語で，支払い猶予期間を意味します。エリクソンはこの言葉を転用して，青年が自分についての最終的な決定を行うに至るには試行錯誤的に取捨選択する時間的余裕が必要と論じ，青年期は責任を伴わず可能性を自由に試し得る期間，社会的な責任や義務の決済を一時的に猶予する期間を「心理社会的モラトリアム」と名づけました。かつて，大人社会が青年にモラトリアムを与えるのは，青年たちが大人世代から知識・技術を継承する見習いの修行期間を与えるためでした。現代になり，モラトリアム期間にはさまざまな社会体験を積むための遊びや冒険を許容されるとともに，期間も延長されるようになりました。結果としてモラトリアム状態にありながら，物質的満足や消費の面では満足感の高い生活を楽しむことのできる青年たちが流行に敏感に新しいものを先取りし，情報化・消費社会の主役となりました。

小此木啓吾（1978）はモラトリアム時代に居心地のよさを堪能することで，モラトリアム状態をいつまでも際限なく続け，青年期に区切りをつけて大人となることを嫌って避ける万年青年や，たとえ就職や結婚をしてもこころの中ではモラトリアム心理を抱き続ける人々が増え続けていることを指摘しています。「常に自己の可能性を豊かに残し，すべてのかかわりを一時的，暫定的なものとみなす。いつまでも究極的な自己選択に対して猶予期間を保とうとする」人をモラトリアム人間と名づけ，価値観の多様化した現代社会では適応しやすいことが特徴で，社会がモラトリアム的な状況を保障している面もあり，1つの社会的性格にまでなっていると論じています。現在も時代の様相の1つとなっているようです。

（5）思春期・青年期のウェルビーイング

思春期・青年期のウェルビーイングでは，「友人関係」と「大人になること」を取り上げます。

① 同性の親しい友人

サリヴァン（Sulivan, H. S.）は性衝動が起こり，異性への興味が増す思春期に，急に異性愛に走る前に，まずチャム（同性の親しい友人）との親密な関係をもつことが，思春期に至るまでの人格発達のさまざまな歪みを是正し，また，青年期以降の人格の健康な発達をもつ上で，特に重要になると論じています。

前思春期（学童期後半）になると，子どもの心にチャムと互いに気持ちを通わせ，相手を大切に思うようになる愛の能力が芽生えてきます。チャムの喜びや気持ちの安らぎが，自分自身の喜びや安らぎと同じように大切になる同一化が起こります。チャムとの間で，いろいろな体験についての自分たちの関心・気持ち・考えなどを互いに語り合い，共感し合うようになり，チャムの目を通して世界を見ることを体験し，チャムの存在によって自己中心的な視野を超えて，自他に共通する人間性に目覚め，共感的態度を抱くようになると論じています。

他者の身になって他者の体験を味わい，理解し，他者のこころの動きを思いやる共感的態度を身につけることで，自身もチャムに共感的に受け入れられることで愛の基盤が作られることになるでしょう。

② ひとりでいること

周りの人にうまくなじめずに，ひとりでいることは「暗い」，「変わっている」と見られているようで不安となり，他者に合わせることばかりに汲々として，すっかり人間関係に疲れ果ててしまうことがあります。周りの人には皆友だちがいて，自分だけひとりと，淋しい気持ちに襲われがちです。

しかし，楽しそうに見える周りの人にも，チャムといえるほどの友人は見つかっていないかもしれません。チャムといえる友人は，生涯に出会えても数人ではないでしょうか。チャムといえる友人に出会う，その時機が来るまでは，ゆったりとひとりでいる時間も楽しみたいものです。自分にとって気持ちが安らぎ，こころが楽しくなることはどのようなことか，求めているものは何か，自分のことを理解する時間にしましょう。ひとりでいることは自分を高めてい

表1-5 ライフスキル

- 自己認識：Self-awareness
- 共感性：Empathy
- 効果的コミュニケーションスキル：Effective Comunication Skills
- 対人関係スキル：Interpersonal relationship Skills
- 意志決定スキル：Decision Making Skills
- 問題解決スキル：Problem Solving Skills
- 創造的思考：Creative Thinking
- 批判的思考（クリティカル思考）：Critical Thinking
- 感情対処：Coping with Emotions
- ストレス対処：Coping with Stress

出所：WHO（1997）

くのに大切な時間を与えてくれます。想像力を豊かにし，創造性を育てます。自分自身を知り，自分というものを形成していくのは，ひとりでいるときにこそ，できる作業かもしれません。

③ 大人とは

青年期はまさに身体的・心理的・社会的に大人になる時期です。しかし，心理・社会的に「大人とは何か？」と改めて問われると，イニシエーションという制度化された儀式がなくなった社会では，大人と子どもの明確な境界を引くことは難しくなっています。河合隼雄（1983）は，近代社会になって，大人になることは個々人の仕事として任されることとなり困難さが生じることになったこと，そもそも大人ということを明確に定義することさえ，難しい状態になってきていると述べています。

大人になることが一人ひとりに任された現代において，真剣に自分の「大人とは」の定義を考えていくことはアイデンティティを確立し，自己愛を基本に他者愛を育てていくことにつながっていくように思います。

WHOでは1人の人間として生きていく力として10項目をあげています（表1-5）。

④ 親離れ・子別れ

　日本は子ども中心家族で，独身の成人男女が長期間両親と同居を続ける世界でも稀有の国であるといわれています。この形態は長年にわたって親子の情愛を深め，老親を支えることにつながるよさはあるものの，一方で母子密着によるさまざまな青年期の不適応症状を引き起こす要因ともなっています。

　社会病理として問題となっている「ひきこもり」は欧米に紹介されるときに「withdrawal」ではなく，「hikikomori」とローマ字表記のままで表されるほど，日本固有の問題であるといわれています。

　哺乳類の成獣はお乳を飲むと下痢を起こすと言われています。お乳はそれが必要な子どもにとってだけ栄養になるようにできているようです。同様に子どもが小さい頃には望ましかった親のかかわりが，青年期には弊害となることもあります。青年期は親が子どもの成長を喜び，親としての今までの労をねぎらうとともに，子どもに居心地のよい場を提供しようと思うあまり，子どもを束縛し，支配していないか，その結果として，子どもの力を阻むことになっていないか，親の役割を見直す時期でもあります。青年期は親子が互いに信頼し，敬意をもって別れへと転換を図る時期となるでしょう。子どもの成長とともに，柔軟にかかわり方を変えながら，真に子どもが離れたい時機に，親が自分から放すことができることが理想的ですが，特に子育てに力を注いできた母親には難しい課題となっています。絵本作家の佐野洋子（1987）は著書の中で，息子への限りない愛をもつ親として，「男の子は10歳になったら内なる母を殺せ。母は自らを殺したりは絶対しないからね」とユーモアたっぷりに表現しています。

　「自分は何者か」のアイデンティティの確立は，青年期の主要課題です。難しい問題にぶつかり，考えるだけでは心の作業が進まないとき，描画法を用いると，整理がつく場合があります。ここでは，9分割統合絵画法を用いて，「私」を見つめるワークをしてみましょう。

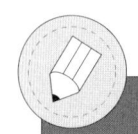

ワーク1-3:「描画法を用いて「私」を知る」

　9分割統合絵画法を紹介します。これは絵を描くことによって気持ちを整理する1つの療法です。森谷寛之（1986）によって開発，展開されたもので，「曼荼羅（まんだら）の構造は多様なイメージ全体を，多様性を損なうことなく，ひとつにまとめる働きがあるのであり，このことは心理療法のさまざまな局面に利用できる」と直感したことによって生まれ，筆者は絵によるカウンセリングと呼んで，臨床の場でこの20年，取り入れてきました（石井，2011）。

　ワークするにあたり，ボールペン（サインペン）と色鉛筆を用意します。次のページに印刷されている枠が横向きになるようにしてみてください。まず，ペンで，図のように，画面を3×3に分割します。それでは，「私」のテーマで，思い浮かぶものを順に9つ，絵で描いてみましょう。自由に連想するものを「の」の字をこころに描きながら，順に描いていきます。描く順序としては，右下隅から，反時計回りに中心に向かう順序か，または，その逆に中心から時計回りに右下隅への順序か，右図のように，どちらの順序でもよいです。

　すべて9区画分描き終えた後，その各々の絵に簡単な説明を下の欄に言葉で記入していきます。その後に色鉛筆かクレヨンでそれぞれの絵に彩色し，完成させます。完成した絵をじっくり眺めて，9つの絵を統合して，あなたの絵にぴったりする題をつけてみてください。

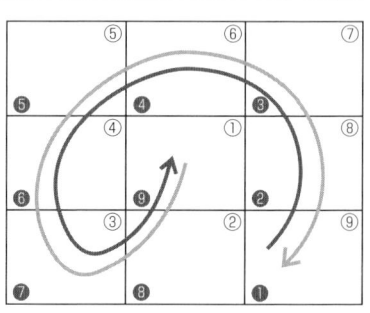

- 絵の説明

1　
2　
3　
4　
5

第 1 章　こころと行動の発達

6
7
8
9

- 全体の画を見て，ぴったりする題：
- 描いてみて，気持ちの変化はありますか？

6 成人期のメンタルヘルス

(1)「愛することと働くこと」としての成人前期

　近年，青年期が延長し，一方で，平均寿命が延びて老年期の開始が65歳以降と遅くなってきたので，成人期は20歳代後半から60歳代前半までを指すことが多くなっています。いわゆる大人の時期である成人期は約40年間もありますので，その間の様相が質的に異なってきます。そこで，40歳前後を境として，20歳代後半から40歳前後の成人前期と40歳前後から60代前半の成人後期（中年期）に分けるのが一般的となっています。

　成人前期は子ども時代からの移行期を経て，社会の中で大人の役割をとる，大人となっていく時期です。社会の一員として，社会を担う役割を任されます。守られる側から守る側へ，保護される側から保護する側へ，サービスを受ける側からサービスを与える側に，役割の交代が期待されていきます。「大人とは何か？」は前節で取り上げたように，一人ひとりの責任として任されている現代では，いよいよ，この成人期に自分なりの定義を明確にし，社会の中で大人の役割を実行していくこととなります。

　フロイトは「大人とは何か？」と尋ねられると，「Lieben und Arbeiten」（「愛することと働くこと」）と応えたと言われています。簡潔な言葉に大人の姿が凝縮されています。親から心理・社会的にそして経済的にも自立して，社会の場で自身の力を発揮する「働くこと」，愛するパートナーを得て巣立ちし，新たな自分の家族を生み出す「他者を愛すること」，どちらも私たちが生きていくエネルギーを産み出し，大人として歩み出す生きがいとなるでしょう。成人期は人生の二大選択である「就職」と「結婚」という大きな進路を決めていくことになります。

　「就職」と「結婚」は人生の生きがいであるがゆえに，最大の喜びと苦悩，ストレスを生むものでもあるでしょう。日本ではこの20年間で，結婚すること

の意味や仕事をすることの意味は大きく変容しています。価値が多様化し選択の幅が広がり，婚姻の形態や就職のあり方にも大きな変化があります。

（2）働くことの意味

働くということは収入を得て，生計を維持できる職業をもつことだけでなく，保護されるべき子どもを養育することなど社会を支える役割を担う活動全般を意味します。職に就くことには同年齢集団の学生時代とは異なり，多くは年齢や立場，考え方もさまざまで，複雑な人間関係の中に所属し，協働で作業し，分担すべき役割と責任が伴います。自分の時間を他者のために使い，拘束されますが，社会的承認を受け，自分の活動が社会に役立っているという有用感は自己啓発となり，生きがいへとつながっていきます。近年，自由が拘束されることや自分のやりたいことができない，あるいはわからない等の理由で，定まった職に就こうとしない若者の増加が社会問題になっています。総務省統計局の就業構造基本調査（2007）によると，若年無業者が就業希望していない理由としては病気・けがのためが最も高く31.5％，次にその他が28.5％，そして特に理由がないが17.2％と続いています。非就業希望理由を明確にしていない若年無業者が半分近くを占めていることになります。

情報の変化が目まぐるしい現代に，自分なりの大人の生き方を考え，創り，実行していくため，重要な選択となる仕事の意味を明確にしていきたいものです。

（3）結婚の意味

結婚の意味は価値の多様化により，大きく変化しています。結婚が先祖伝来の土地と「家」を受け継いで守り，次の世代へとつなげていくこととして大きな意味をもっていた時代には，日本は皆婚社会であると言われていました。現代では，親世代とは別居して，夫婦のみの核家族形態が大半となり，パートナー選択も個々人の自由選択に移行しています。世間体等の縛りがなくなり，選択決定が当事者に任されるようになりました。選択の幅や時機が自由になっ

第Ⅰ部　総論　メンタルヘルスとは

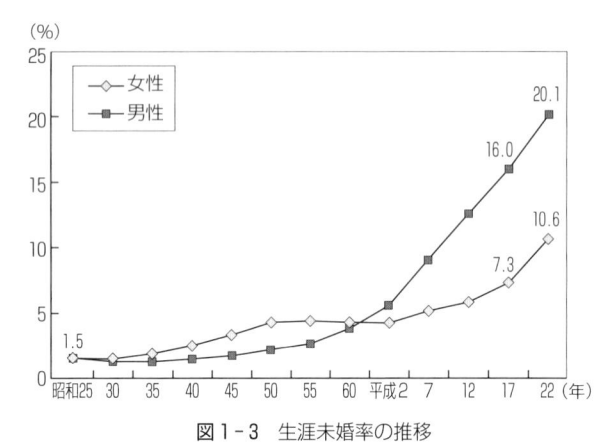

図1-3　生涯未婚率の推移
出所：国立社会保障・人口問題研究所（2013）

た利点は，一方では，選択決定することへの迷いやためらいを大きくしているようです。婚姻形態も多種多様となり，結婚が得か損かでも再検討されるようになり，結婚は生き方の選択肢の1つになっています。

図1-3は国立社会保障・人口問題研究所による生涯未婚率（50歳時の未婚率）の推移です。近年，未婚率が急激に高まっていることがわかります。1985年頃まで，男女とも4％程度であった未婚率は伸び続け，2010年には，男性20％，女性10％超までに上昇しています。生涯未婚率は男性は女性の2倍になっており，男性の5人に1人は生涯結婚しないことが推定されています。異性の交際相手がいない率も男性の方が高いとの調査報告が多く提出されています。

図1-4は国立社会保障・人口問題研究所による結婚することの利点の調査結果です。図を参考に，自分にとっての結婚の意味を考えてみましょう。

（4）「人生の正午」としての中年期

ユング（Jung, C. G.）は人間の一生を太陽の変化にたとえ，40歳前後の中年期を「人生の正午」と呼び，人生の重要な転換期と論じています。正午にちょうど真上にくる太陽の位置が変わり，影の向きが逆になるように，その前と後

第1章 こころと行動の発達

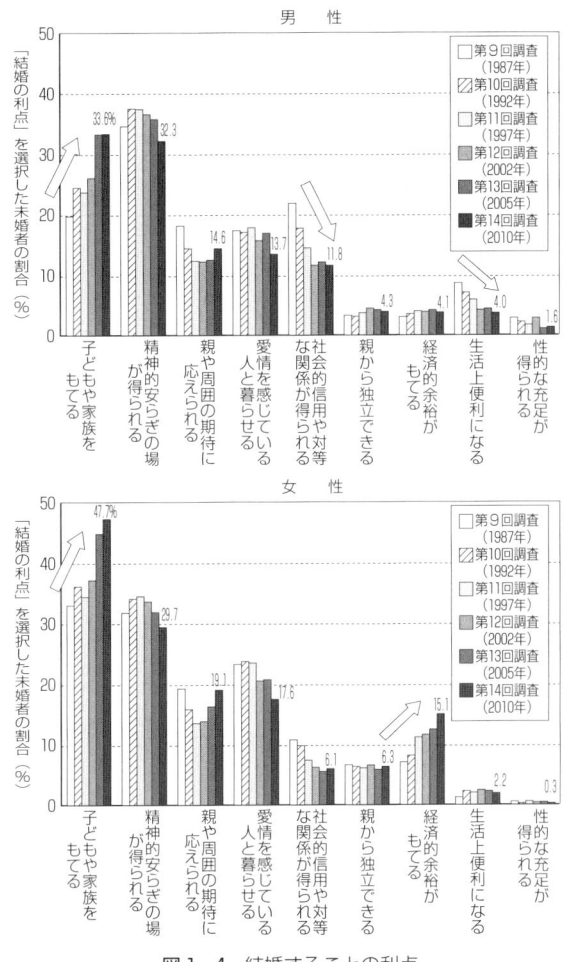

図1-4 結婚することの利点
出所：国立社会保障・人口問題研究所（2013）

では関心や価値観あるいは方向性が逆転するような変化が起こると述べています。成人期前半は「愛することと働くこと」に表現されるように，職業を得て，パートナーを選択し，家庭をつくり，子どもを育てるという外的世界に自分を適応させていくこと，心的エネルギーを外に向け，外面的・社会的な自分を創っていくことに主要な関心が向いていました。しかし，後半は自分の内に潜

む声に耳を傾け，内的世界に深い関心を向け，自分の人間としての本来の姿を直視して，弱さにも気づき，自己を成長させていくプロセスであると論じています。外から内，上昇から下降，強さから弱さ，陽から陰，光から影，生から死へと関心を向けていく転換期となります。

40歳前後は現代の日本の平均寿命では，ちょうど真ん中の年代になり，中年期にあたる人は自分の子どもと自分の親の両方から保護を求められ，世話をする役割を期待されることになり，「ケア」の時期とも呼ばれます。中年期の人の子どもは子どもから大人へ移行する思春期・青年期になっていることが多く，一方，思春期の子どもを育てる中年期の親の方は大人から老人に移行する思秋期となっています。親子どちらもホルモン環境の変化が大きく，不安定な時期にあり，関係性に激しい葛藤が生まれ，最も子育てが難しい時期といえます。思春期・青年期に達した子どもの現実の姿は，それまでの子育ての結果を顕在化させます。期待していた成長の姿であるときは親であることの喜びとなり，反する場合，大きな生きがいの1つを失いがちです。

また，中年期は自分を育ててくれた親が老年後期に達しており，老親への介護が求められる時期です。老親への介護の際に，自身の子ども時代の老親との親子の関係性を振り返り，世代間伝達の課題を明確化することも起こります。子育ての時期と同様，介護の時期に負の世代間伝達の課題が顕在化します。

中年期は青年期からの実績を積み上げ，成果の喜びを味わう充実した最盛期であるとともに，自分の足跡を振り返り，成してきたことへの限界や悔いを感じ，これから老いに向かう下降へ思いを馳せて，悩み惑う時期でもあります。

(5) 成人期のウェルビーイング

エリクソンは表1-1のように，成人期の課題として「生殖性（generativity）」をあげています。"generativity" は創造的な生成（generate）と世代（generation）を組み合わせたエリクソンの造語です。意味は次の世代を確立し，導くことへの関心であると説明しています。自身の子孫を生み育てる意味だけではなく，次の世代を作っていく後輩を育てていくこと，次の世代に残す仕事

や作品や事業を生み出して育み，世代から世代へと継承していく力，次の世代に親としての責任の表し方を示すことであると論じています。

　ここからは成人期のウェルビーイングとして，次の世代を育てる親としての責任の表し方として，子どもそして，次の世代を育てていくことの意味を理解するのに有益な先人の考えを紹介します。

　牧田清志（1977）は「人間も1つの生物であるから，人間が育つためには，一定の情緒的適温の気候を必要とする。この情緒的適温が3Aである」と述べ，Affection（愛情），Acceptance（受容），Approval（認容）を挙げています。

　たとえば，Affectionは辞書で調べますと，「穏やかな持続的な愛情」とあります。烈しい熱い愛情ではなく，温かな安心できる心地になる愛情が安定して続くことが情緒的適温といえるのでしょう。それぞれのことばの意味を，深く掘り下げ，味わってみましょう。

　次に1960年代に書かれたゲゼル（Gesell, A.）の「乳幼児の発達と指導」(1967)の一節を紹介します。「赤ん坊は個人である——生まれながらに持つ権利による個人であるとともに，未完成の個人でもある。その個性を理解するためには，その根底に働いている発達の過程を心得ていなければならない。子どもの人格はゆっくりと，徐々に成長していくことによってつくられていくものである。神経系統も一段一段と，自然の順序を追って成熟していく。立つ前に座位，話しことばの前には喃語，ほんとうのことを話す前にはつくり話をし，四角が描ける前に円が描ける。他人を思いやる前には利己的であり，まず他人に頼ったのち自分に頼ることができるようになるのである。どんな能力でもみな，道徳でさえも，発達の法則に従っている。育児という仕事は，前々から決めておいた型に子どもを無理にはめこむことではなくて，子どもの成長を導いていくことである。この発達的な見方は，甘やかしを意味するのではない。未成熟からくる制限に，積極的に敬意をはらうという意味である。発達的な見方をとれば，自然，赤ちゃんに対しても，もっと礼をつくすようになっていくのであって，発達の過程を十分に理解していなかったということだけの理由から，赤ちゃんは，知らず知らずのうちに，気まぐれな態度で取り扱われることが多

いのである」。

　これは赤ちゃんという子どもを育てる意味だけではなく，次の世代を育てる親としての責任の処し方を示しているように受けとめられます。筆者なりの理解で，解説を試みます。

　赤ちゃんは生まれたその時から，親とは別個の人格をもつ1人の人間です。別個の人格をもつ存在として，親は自分とは異なる感情や感じ方，想いをもっていることを尊重することが必要です。発達には共通した順序性・法則性があります。一方，一人ひとり独自の発達のスピードをもっています。その子の発達段階に即したかかわりをしていくことで子ども，自らが成長していきます。大人の生活時間に子どもを合わせるのではなく，子どもが子どもとして，子どもの時代を十分に生きることができるよう，時間と空間を共有し，時間をかけて共に生活して過ごすことが大切となります。子どもの成熟していく時間に合わせて，大人が子どもの育ちを気長に待つことが大切です。

　他者との信頼感を築いて初めて，人間は自分への信頼感をもつことができます。一方他者と信頼できる関係を築けないと，自分を信じる気持ちをもち難くなります。他者に大切に保護され，頼って大丈夫だと安心感をもつことによって，自分の存在に自信をもって，自分を大切にして生きていくことができます。「育てるという仕事」は実現できなかった親の夢をかなえさせようと，親が思い描くように，思い通りに子どもを操縦していくのではなく，その子が本来の力を発揮できるように子どもの周りの環境を整えていくことであり，人生の主体はあくまでも育てる側ではなく，育っていく側に置くべきです。

　さて，先にみたようにユングは中年期を人生の正午と捉えました。皆さんは，今自分の人生旅路のどのあたりを生きているのでしょう。ここでは「今何時を生きているか」のワークをしてみましょう。

第1章 こころと行動の発達

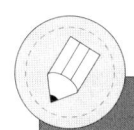

やってみましょう

ワーク1-4:「今何時を生きているか」

「君たちは自分の一生を1日24時間に置き換えて考えると,今,何時を生きていると思うか?」

筆者は,高校の頃にホームルームの時間に,こう担任の先生に問われました。一生を春夏秋冬にたとえることは一般的でしたが,すぐに時間が過ぎてしまう1日に置き換えるという発想は初めてで,「今,私は何時頃を生きているのだろう?」と新鮮な驚きを感じ,その当時に何時と答えたか今でも覚えています。

また,高校のスクールカウンセラーをしていたとき,高校生やその子をもつ保護者に同じ質問を投げかけてみました。当時の経験では,高校生より,保護者の方が早い時間を答える人が多かったです。

「夜の11時50分」と答えた学生が「早く,今の拘束された,与えられた時間を終えて,リセットして自分の時間を始めたい」と相談に来られたこともありました。

- 「あなたは今,何時を生きていますか?」
- 「24時間を示す下の時計に今生きていると思う時刻を書き入れてみましょう」

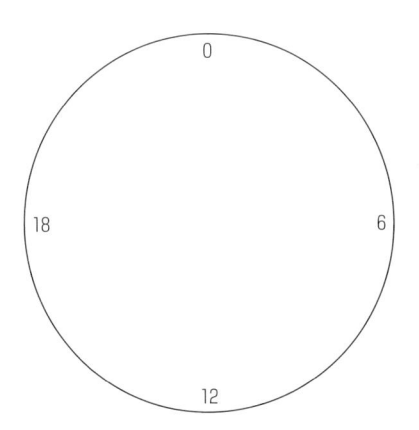

> 長い人生を1日に置き換えてみると，見えてくることも多いように思います。そして，1，2時間後どんな風になっていたら嬉しいか，また，少なくともこの状態ではあってほしいと，幅を持って1，2時間後のその姿を想像してみてください。その状態を達成するためにはどのようなことが必要であるのか考えてみましょう。

7　老年期のメンタルヘルス

(1)「老いの道は老いの未知」

　老年期は福祉施策に呼応して，65歳以降とするのが一般的となっています。当然ながら，老年期は他期とは異なり，開始時期は決めることができますが，終結時期はわかりません。個体それぞれに死が訪れるときまでとなります。そのため，老年期は「締めくくりの時期」，「残された時間をいかに生きるか」，「近づいてくる死を認識する時期」と言われています。

　コラム1で，今日，私たちは生を受けると，平均して男性は約80歳，女性は約86歳まで生きること，だれもが老年期を経験することが予測されると説明しました。日本は世界一の長寿国家となっています。65歳以上の高齢人口は，急速に増大しています。全人口に占める高齢者の割合は年々高くなり，2020年には，全人口の25%，2040年には，33%になると予想されています。日本人の3人に1人が高齢者になると，もはや高齢化社会ではなく，高齢社会の到来が予測されています。表1-2の65歳の平均余命を見てみましょう。統計上男性で約19年，女性で約24年あります。生を受けて，成人に達するほどの年数があります。平均して，老年期は二十数年間と推測されます。この長期の老年期を「締めくくり，残された期間」とみなすだけでよいものかは，疑問が残ります。

　また，老年期は個体差が生涯最大になる時期です。周りを見廻しても，同じ暦年齢で，社会的活躍度，心身の老化度にはきわめて大きな個体差と多様性があることがわかります。65歳以上を高齢者として一括して，老年期の特徴を解

説するには限界があるようです。

　河合隼雄（1997）は「現代の老いの道は，人類が今まで経験していなかったことである。みちは未知に通じる。老いの道は老いの未知でもある」と述べ，現代の科学でも解明できていない老いを，死に至る病としてエスカレーターのように考えず，死に至るまでの未知の道を探索してやろうという勇気をもつことを薦めています。高齢社会の到来は近づいています。老いに関する負の固定観念からは解放され，生きている以上避けられない老いと死に意味を感じつつ，高齢者一人ひとりが自分なりの老年期を創っていくことが一日一日を大切に生ききることになるでしょう。

（2）老　化

　一般的に老化とは「加齢に伴って漸進的に表れる生理的機能の減退であり，成熟期の後に顕著となり，必ず死に到達する」と説明されます。そして，生理的機能の減退は「人間には誰にでも起こる，時間の経過とともに緩やかに進行していくすべての臓器の機能低下と，生体の内部環境を一定に維持しようとする機構（ホメオスタシス）の減退の変化」と説明されます。免疫学者の多田富雄（1987）は，「老いには常に新しい老いが重なり，多重構造を作っていく……（中略）……老いというものの中には，小型の老いが入れ子のように組み込まれている」と述べています。生物学の見地からも老いは単一な現象ではなく，多様性が特徴のようです。

　それでは，加齢に伴う生理的機能の減退は具体的にどのような特徴として現れてくるのでしょうか。

　外見上の変化としては，皮膚のたるみやしみ，しわ，白髪，骨格の委縮，筋力の低下が特徴的です。感覚器官の機能低下としては，視覚に関するものが最も早くに気づかれ，次に聴覚，そして触覚の順で多いようです。これは私たちが外界を認識し適応するのに，頼る割合が高い順となります。日常生活の中で不便さを敏感に感じ取るから衰えに気づくのでしょう。他に，味覚・嗅覚・身体の位置覚，指先の知覚など全般に及びます。感覚器官の機能低下は，たとえ

ば，視覚を例にとると，視力・明暗の調節機能・視野の狭さのように多種に及び，日常の所作の緩慢さやバランス能力の低下も招きます。また内臓の諸機能に老化が起こります。

脳の機能低下として，知的能力の低下が起こります。かつては知的能力の低下は，40代から生じると言われていましたが，最近の研究では健康障害がない場合の総合知能の低下は70代後半以降であると大幅に是正されています。元来の高齢者研究では，記憶力などの流動性知能（新しい環境に適応する際に働く力）の測定に偏り，結晶性知能（経験の結果，習慣化した解決力）の測定が十分になされなかったこと，またデータ収集が容易な老人ホームでの研究が主で，活動の場が限定された高齢者を対象としていたことが一因とされています。結晶性知能は老年期後期に入っても伸びていくという研究結果も発表されています。また感情面では抑制力の低下，行動面では習慣の固執，環境変化に対応困難となる傾向が特徴的です。

（3）喪失の時期──老年期の危機

日野原重明（1987）は「老人は加齢によって自己に変化を起こす外見上の過程は鏡を見ることによって理解できるが，自分の5年ないし10年の加齢による変化は，案外少ないと自分では感じ，10年前の自己と今の自分との間に大差を感じないことが多い。これは老人の人間識別力の低下が自分に適用された結果であるかもしれない……（中略）……自分は若いと自負している老人は，自分が若者に期待するほどには，若者は老人の若さを認めようとはしないことが多いことを心得るべきである」と自身の内的視点からの老化観を控えめに述べています。一方，同様に若者の側も外見や姿勢，そして動作の緩慢さなどの外に現れた老性徴候や暦年齢に惑わされて，判断力や理解力の内的能力全般も低下しているとみなして，幼児に接するように対応してしまうことは失礼であることを心得る必要がありそうです。

自由に活動する高齢者が急激に増加し，老化の個体差の大きさと多様性が明らかとなり，社会通念となっていたマイナスの老人像はかなり修正されてきて

います。たとえば，人格面の老化として，思考の柔軟性の欠如から自己中心性，感覚能力の低下から猜疑心，記憶力・学習能力の低下から保守性，老いの現実を認識できず過去に生きるために愚痴が多くなることが取り上げられてきました。しかし，これらの特徴は環境への不適応症状として現れたもので，必ずしも高齢者誰にでも起こる老化現象とはいえないようです。

　しかし，個体内では加齢とともに，生理的な老性徴候は等しく，確実に，誰にでも起こります。知的能力の低下にしても，発現は遅いことが判明しましたが，やはり起こります。ますます心身機能が衰えてくると，たとえ，内的に他者を気遣い感謝する心，芸術を鑑賞したり，美しい自然環境に感動するこころがあっても，他者にその思いを表現し伝える言葉が出なかったり，伝える術そのものを消失する時期がいずれはやってきます。記憶はますます保持できなくなり，断片的な記憶力では他者とのつながりや自分がどこにいるのかもおぼろげとなるでしょう。そして，他者に依存しなければ生きていくことができない時期を迎えます。

　衰退する心身機能，今までできていた力が緩やかに喪失していく過程では，生きていく気力が萎え，孤独感に囚われることも起こるでしょう。介護などの他者の手を借りることでしか生きていくことができなくなると，他者への感謝とともに衰えていく自分への喪失感や自尊心の傷つきも感じるでしょう。多種多様の喪失感を受容と諦観で折り合いをつけ，迫りくる死を感じつつ，それでも生きて存在するには，生き抜くことに耐える強さが必要となります。

　消え去ろうとしている世代の一人ひとりが自分の人生を生き抜いた一生懸命さを次の世代は畏敬の念をもって受け取り，引き継いでいくことで，成長し，私たちの命は連環していくことになるのでしょう。

（4）老年期のウェルビーイング

　ここでは，老化によって生じた日常生活の不便さをどのように理解し，対処するかを考えていこうと思います。筆者は老化による行動と自閉スペクトラム症（ASD）や注意欠如・多動症（ADHD）等の神経発達障害の特性による行動

は似通っているように思います。行動が生じるメカニズムに違いがありますので，高齢になると神経発達障害になるわけでは決してありません。近年，社会のニーズにより，神経発達障害については研究と実践が精力的に行われ，特性に応じた対応と支援が具体化されてきています。この方策を取り入れることで，老化の理解と支援の一助となるのではないかと考えています。

　高齢化社会ではなく，高齢社会の到来が予測されている現代，高齢者が老化によって生じた自分の不都合となる変化を理解し，一人ひとりが自分に合った対処法を身につけていくことは，さらに社会的に活躍し，また，日常生活を自立して過ごすことができる期間を長期化でき，生活の質の向上につながるのではないかと考えています。いくつか例を挙げていきます。

① 複数のことを同時に処理できない

　ASD の典型的な行動特徴です。これは短時間に頭の中に情報を記憶保持し処理するワーキングメモリの容量が小さいために起こると考えられています。加齢に従い，記憶の中でも短期記憶の低下が最初に起こります。また知覚低下から動作が緩慢となります。

　加齢とともに複数のことを同時に処理しようとすると，途中で忘れたり，混乱し，作業能力に自信喪失することが起こります。確かに複数のことを同時に処理することは困難となりますが，一つずつ順番に作業を処理していくと，処理内容の質の低下もなく作業ができることになります。同時ではなく継時に行うことが望ましいといえます。それでも，同時進行作業を求められる場合は，仕事の手順を簡単にメモすることが有益です。視覚的な情報は記憶の補助ツールとなります。

　ワーキングメモリ容量を大きくしたり，維持するコツは安心してよく使うことといわれています。日常生活では自分の手足をよく使うとともに，気持ちを安らげる場や活動をもつことが効果的です。

② 新奇なことやルーティン通りでない予定変更に対応困難

　このASDの行動特徴は高齢になると起こりやすくなる行動です。どんなことが考えられるでしょうか。たとえば，高齢者は新奇な場や急な予定変更に対応すべき事柄をしっかりイメージすることはできます。しかし，今までの社会体験の豊富さからか，起こり得ることを次々と想定し，周りから見ると取り越し苦労と思えるほど，起こる確率や優先順位の低いことに対しても対応策を考えるため，実行していく上でのプランニングの段階で多くの時間を費やすことになります。また，情報量が増えると，決められた時間内に処理するには通常よりスピードが求められます。加齢によるワーキングメモリ容量減となっているところに，通常より多い作業を速く処理することを求められ，過度な緊張で消耗しきってしまいます。

　そこで高齢となってから環境を一変したり，経験したことのない新しい仕事に就くことは困難ですが，若い頃から続けている仕事を継続することは，その仕事の専門性が高くても，可能なようです。そして，日常の生活をできるだけ規則正しくし，通常は少ない情報量の処理で過ごせるようにします。そうすると，急な対応にも備えるだけのワーキングメモリの余力が出ます。

③ 感覚入力に対する鈍感性

　ASDの特性として，「感覚入力に対する敏感性あるいは鈍感性」があります。加齢に伴い，感覚器官の機能低下が起こりますので，一般的には感覚入力に対する鈍感性のためにさまざまな不都合なことが起こります。メガネや補聴器などの活用をすると，読書や制作活動，さまざまな作業や，人との交流がスムーズになります。その結果として，知能活動水準の維持に有益です。

　治療不可能な触覚・味覚・嗅覚・身体の位置覚についても，どの程度機能低下が起こっているか，どのようなところに起こっているかを自分で理解していると，事故防止や食欲維持に有益です。また，感覚器官の機能低下は所作全般を緩慢にしますので，時間の余裕をもって行動しますと，不都合さは少なくなると思います。

④ 不注意

　ADHDの3つの特性の中で最後まで残る特徴としてあげられる「不注意」は，老化にも特徴的な行動です。高齢になると，注意を対象にしっかりと向けているときと向けていないときでは情報を正確に受け取る力や記憶力にきわめて大きな差が現れます。注意集中していないときはうっかりミスが加齢とともに多くなります。忘れ物や探し物が多くなります。探す際にも不注意が起こりますので，見つけるのに時間がかかります。

　そこで，生活の場を食事をする場所，寝る場所，作業する場所のように明確に分けることや持ち物の絶対量を減らすこと，置き場所を定めること，透明の可視性のあるものに整理する等，日常生活を送る空間をわかりやすい環境にしていくことは有益となります。また，高齢になって社会的に活躍されている方には，仕事に入る際は仕事モードを意識して，気持ちを切り替えて，家にいるときは注意を緩めてぼーっとする工夫をされておられるようです。心身機能の維持のために毎日よくからだと脳を使うとともに，使うことと休めることのバランスが大切となりましょう。

　滝川一廣（2004）は著書の中で，「人間の心の働きは関係性へ，共同性へと向かい続けていること，発達障害のこころの世界としては十分な理解や対処ができない世界を生きねばならないことから，安全感を持つのに難しく，人知れぬ苦労の中を生きて，不安・緊張の高さを秘めていること」を論じています。同様に，高齢者へのサポートは，以前できていたスキルが失われて，緩やかに十分な理解や対処ができなくなっていく世界を生きねばならない高齢者の不安・緊張の高さを共感的に理解し，高齢者が主体的に自分に見合った力が発揮できる社会を共に作っていく支援でありたいものです。

コラム3：「生と死」

　老年期は「近づいてくる死を前にして，締めくくりの時期」といわれます。初めて，死について考えるようになったのは，いつ頃でしょうか。死の恐怖に囚われたことはありますか。

　筆者は小学校3年生の終わり頃，祖母の死がきっかけでした。家族の中でも祖母と過ごす時間が多かったので祖母が亡くなってからも，祖母の死を実感できず，「もしかして今日は？」と思い，学校から帰宅すると祖母の部屋に行き，一緒に遊んだカルタを取り出して，じっと眺めたり，祖母の部屋の障子や襖を全開して外からくる風を内に入れ，風が入ってくるのを全身で感じとることをしていました。家族の者に，「怖くないよ。死は覚めない眠りのようなもの」と言われてからは，眠りに入るときの体が重くなり，ぼーっと意識が薄れて眠りに落ちていく感覚が，死へ引きずり込まれそうで怖くて寝つけなくなりました。小学校高学年の間は，本などで「限」という字を見つけると，身体が一瞬固まり，「ドキッ！」とするのが続いたことを覚えています。「死」ではなく，なぜに「限」の字が刺すように迫ってきて，怖かったのか，明確にはわかりません。高校1年生の頃，在原業平の「つひに行く道とはかねて聞きしかど昨日今日とは思はざりしを」の辞世の句に出会ったとき，妙にほっとしたのを覚えています。

　スクールカウンセラーをしていたときに，中学校1年生の男の子に，「僕らは絶対にもう消えていなくなってしまうのに，どうして皆，平気で過ごせるのか」と泣き顔で問われ，その時，彼が感じるほどの死の恐怖に今は囚われていない自分に改めて気づかされたことがありました。生の本能や生の躍動エネルギーが高い思春期やその前後は死の恐怖は鋭く，烈しくこころに侵襲してくるように思います。

　いつしか日常の生活に追われていくうちに，死の恐怖はこころの奥に潜み，また，身近な人の死に接したり，命が危うい体験をしたり，そろそろ自分の人生を引き算で考えるようになってから，もたげてくるようです。その時は鋭く侵襲されるというより，抗しきれないひろがりで波のように押し寄せて迫ってくるのでしょうか。

　進行性の末期がんで医師であるがゆえに自分の死期を知ってしまった頼藤和寛（2001）は死の怖さと真っ直ぐ向き合い，死を「自分が存在しなくなることだけでなく，自分と分かちがたく結びついているものとのあらゆる関係が絶たれること，あらゆる関係の片方の項（自分）が消滅してしまうこと，想像するさえ不可能となること」と語った上で，「何百億年という時の流れでは『なにもない』過去の百億年と『なにもない』未来の百億年に挟まれた一瞬がわれわれの生涯であって，百億年のスケールから見れば，『どれだけ生きたか』は大した問題ではなく『どう生き

たか』がいくぶん問題なだけである」と結んでいます。

　さらに、人間の死の枠組だけでなく、生物の一つとして、生と死を取り上げてみます。1991年リチャード・ドーキンスの「The Selfish Gene」の「個体はあくまでも遺伝子の"乗り物（生存機械）"に過ぎない」という日本語訳が出版されると、ショッキングな比喩表現が、たちまち一般読者の生物学への興味・関心を惹きつけました。もともと生命の歴史においては実体的に存在するものではなく、遺伝子の乗り物に過ぎない私たちが、かけがえのない個体としての自意識をもち、やがて消えていく運命にあることを知って死の恐れに囚われ、私たち一人ひとりは何のために、生まれ、死んでいくのか。私たちのいのちはどこから来て、どこへ去っていくのか、ますます自分の生きる意味を考えさせられます。

　最後に、柳澤桂子（1997）の著書の一節から、生と死を紐解きます。
- 寿命は受精の瞬間から、死に向けて歩み始めるが、その歩みは崩壊ではなく、1個の受精卵から60兆個の細胞に増え、人間という小さな宇宙をつくる。
- 生命の歴史の中では、生と死は同じ価値を持つ。生きている細胞より、死んだ細胞の方がずっと多いという意味において、それは死の歴史である。死によってこそ、生は存在する。
- 多細胞生物にとって、生きるとは少しずつ死ぬことである。36億年の間に書き継がれてきた遺伝情報は、個体の死によって途絶える。生殖細胞に組み込まれた遺伝情報だけが生き続ける。
- 生物学的な死は36億年の歴史を秘めたダイナミックな営みである。適者生存のための掟である。私たちの意識する死は人間の神経回路の中にある死である。意識の中の死であり、心理的な死である。

　死を運命づけられて生まれてきた私たち、一人ひとりが、この重く大きな意味を考え、限られた命を生ききり、何とか、自分なりの死生観に辿りつきたいものです。その過程で、今までの死者がかつて生きて築いてきた歴史や文学、芸術作品を味わうことが大きな導きとなり、そこに書かれ、描かれた自然の風景や営みが大きな安らぎを与えるように思います。

第2章 こころとからだ
——内科学の視点からメンタルヘルスを学ぶ

本章では，心身の健康を阻害する要因としての「ストレス (stress)」を取り上げ，ストレスの概念，ストレス反応，ストレス緩衝要因を主に生理学的観点から説明します。さらに，ストレス測定・評価，ストレス関連障害，メンタルヘルスケアについて主に内科学的観点から解説していきます。

1　現在における「ストレス」の意味

　現代社会では，ストレスは日常的によく使われる言葉です。精神的ストレスを指すことが多いのですが，最近では，原発の再稼動に関連した「ストレステスト」という言葉もよく耳にします。これは，原子力発電所に，たとえば設計時の想定を超える地震や津波，いわば，発電所にとっての「ストレス」が発生した場合に，それが重大な事故にまでつながるものかどうかを検証するものです。しかし，「ストレス」が今のような使われ方をするようになったのは20世紀に入ってからです。もともと，ストレスは「圧力」，「歪み」などを意味する物理学用語でした。

　後で詳しく述べますが，「ストレス」という言葉を医学の世界に持ち込んだのは米国の生理学者であるウォルター・キャノン (Cannon, W. B.) で1900年代はじめのことでした。これを概念化し世界に広めたのは，カナダの生理学者であるハンス・セリエ (Selye, H.) で，ストレス学説の創始者といわれています。セリエは，外界からのさまざまな刺激「ストレッサー (stressor)」に対して，刺激の種類がどうであれ，私たちの身体はとても似通った反応（ストレス）を起こすことを発見し，1936年に科学界で大変権威のあるイギリスのネイチャー誌に，「汎適応症候群」という論文を発表しました。その後，「ストレス」は，

世界中で日常的に用いられる言葉となりました。

　現在，「ストレス」はストレス反応の意味だけでなく，ストレス刺激（ストレッサー）の意味にも使われています。たとえば，「仕事がストレスになっている」の場合の「ストレス」はストレッサーのことを表していますが，「ストレスがたまる，ストレスを発散できない」はストレス反応を指し，「ストレスに弱い」は両方を表しているといえます。また，セリエが言った身体全体のレベルだけではなく，細胞レベルでも，ストレス蛋白質，酸化ストレスのように使用されています。このように，「ストレス」という言葉には曖昧さが残り，科学の言葉としては適さないという指摘もあるほどです。

（1）反応としてのストレス

　私たちの身体に起こるストレス反応は，ストレス刺激の種類によらず似通っているとセリエは述べました。たとえば，学会などで研究発表を行う際には，心臓はドキドキと高鳴り，呼吸も速くなり，手のひらに汗が出てきます。猫なら瞳孔が開き，毛が逆立つのも観察できます。しかし，この反応には個人差があり，年齢，性別，また個人の過去の経験に応じて異なります。初めての発表会で感じたストレスも発表を数多く経験するほど感じなくなる場合が多いものです。また，ストレスが加わると頭痛がする人がいれば，腹痛を起こす人もいます。そもそも，何がストレスになるかは人によって違います。

　ストレスは言葉でも，その内容でも，定義し難く，扱いにくい性質をもっています。にもかかわらず，「ストレス」は近年その重要度がますます増大しています。それは，「ストレス」が精神的な疾患だけでなく身体的な病気の原因になったり，悪化させたりするからです。これらをストレス関連疾患と呼んでおり，うつ病，高血圧症，過敏性腸症候群，円形脱毛症などいろいろな病気が含まれます。

（2）現代社会におけるストレス

　考えると，現代社会では，ストレスは心身の健康を脅かし，ストレス関連疾

患につながるとされており，ネガティブな面ばかりが強調されているように思います。しかし，逆にストレスのない環境は私たちにとってベストな環境といえるでしょうか。確かに，ストレスのまったくない環境では楽に生きられるかもしれませんが，何だか刺激がなく眠たくなりそうです。

　近年，生物学・医学が進歩して，私たちの身体にはストレスに対する極めて精巧な防御システムが備わっており，少々ストレスを受けても身体の機能を損なうことのないような仕組みができていることもわかってきました。ストレス，つまり外からの刺激を受けて，身体は巧みに反応し，うまく適応してバランスよく身体をいつも健康な状態に保つことができる能力，つまりストレス耐性を身につけています。

　前述のセリエ博士は，同じストレス刺激でもその強さ，受ける期間の長さ，受け手側の事情などの違いによって，よいストレス（ユーストレス）にも悪いストレス（ディストレス）にもなり得ると考えました。ストレスの種類によっては，常によいものや常に悪いものもありますが，どちらにもなり得るものが少なくありません。言い換えると，ストレスがないこと，ストレスフリーの生活が本当にこころやからだにとってよいことなのかどうかはむしろ疑問です。もちろん，あるレベルを超えたストレスに対しては防御力，適応能力が対応できずに身体の機能の低下を招きます。しかし，少々のストレスに対しては，ストレス耐性が重要な鍵を握ると考えられます。ある大手新聞社が2012年に実施した企業への調査では，採用する大学生に特に求めたい能力を複数回答で聞いたところ，82％の企業が「粘り強さ・ストレス耐性」と回答し，次に「コミュニケーション力」が続いたそうです。それほど，「ストレス耐性」というものが重要視される時代になりました。

　また，精神的ストレスを受容しているのは，脳です。この脳がストレス反応をコントロールしています。ストレスを悪いストレスにするのも，よいストレスにするのも脳の裁量といえなくはありません。セリエ博士も「ストレスは人生のスパイスである」と言っています。ストレスにうまく対処し，それを乗り越えたときには，本当の喜びと達成感を味わうことができます。また，ストレ

第Ⅰ部　総論　メンタルヘルスとは

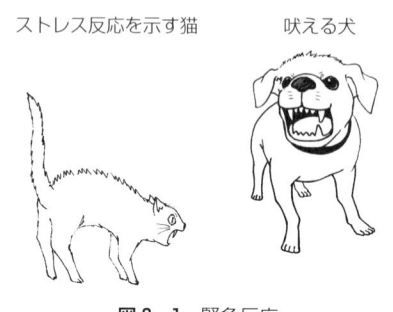

図 2-1　緊急反応

スはよい発想を生む原動力にもなっています。まだまだ，ストレス研究は緒についたばかりですが，どのように脳機能・脳形態を変化させ，脳の発達を促すのか，医療・保健分野にとどまらず，教育・産業分野への貢献が期待できます。

2　ストレスとは何か

(1) ストレスの概念の変遷

1900年代半ばまでは，「ストレス」という言葉は，物理学の分野において外から力が加えられたときに物体に生じる歪みを意味する言葉でした。「ストレス」という用語を医学・生物学の分野で最初に用いたのはキャノンであるとされ，20世紀前半に，キャノンはベルナール（Bernard, C.）の唱えた生体の内部環境に関する概念に着目し，外部環境の急激な変化に対抗して，生体内の環境を安定した状態に保とうとすること（あるいは，その状態）を恒常性の維持（ホメオスタシス：homeostasis）と名づけました。キャノンは恒常性の維持が実際にどのように行われるのかを調べるために，犬に吠えられた猫に生じる身体的変化を観察し，怒り・恐怖などの緊急な事態に対する生体の変化・反応を「緊急反応（Acute stress response）」と呼びました（図2-1）。犬に吠えられた猫は，心拍数・血圧の上昇，消化管運動の抑制，血糖値の上昇，瞳孔の散大などの生体反応が起こります。これらの反応は自律神経系の一種である交感神経系の興

奮によってもたらされ，生体が生き延びるために必要な「闘争と逃走（Fight or Flight）の準備と円滑な遂行を行うための反応です。これらの研究は，外部刺激に対する生体の反応と防御機構の一端を明らかにしたといわれ，いわゆるストレス反応のメカニズムに関連します。

① セリエのストレス学説

この「ストレス」を現在使用されているような医学，生理学領域の言葉として，20世紀中頃に発展させたのがセリエです。セリエは，身体への攻撃に対する脅威，慢性的な不快感，飢餓あるいは過度な身体活動のような有害な刺激を記述するものとして「ストレス」という言葉を使い，ストレスの概念を変革しました。これらの刺激は，彼が言う「汎適応症候群」という現象を引き起こします。しかし，セリエの「汎適応症候群」を記述した原著（Selye, 1946）の中では，「ストレス」という言葉は含まれていませんでした。実は，それ以前に「ストレス」という表現を使ったところ，批判的な反響が大きかったためと思われます。この原著の特徴は，外界からの侵襲（有害刺激）はその種類を問わず，すべてストレッサーとなり，侵襲にあった生体には，一定の全身的な変化が生じるとした点です。この変化は「胸腺・リンパ組織の萎縮」「胃腸管の潰瘍」「副腎肥大」の3つの徴候です。セリエはその後，この侵襲が継続したときに，生体に見られる反応が3期に区別されるとし，警告反応期，抵抗期，疲弊期と呼びました（図2-2）。

第1期の警告反応期は侵襲直後で，「闘争と逃走」で知られる反応であり，これは生体やヒトがストレス刺激の侵襲に対して準備する段階です。第2期は侵襲が継続する一方，生体もそれに対して機能を高め抵抗するような慢性的な適応期で，第3期は疲弊期にあたります。疲弊期では，刺激に対して適応してきたシステムの破綻が始まります。セリエはこの一連の過程において，身体の機能を調節している神経系と内分泌系のうち，神経系では交感神経系が，内分泌系では視床下部（Hypothalamus）―下垂体（Pituitary）―副腎皮質（Adrenal cortex）系（HPA axis）が特に重要な役割を果たしていることを示しました。彼

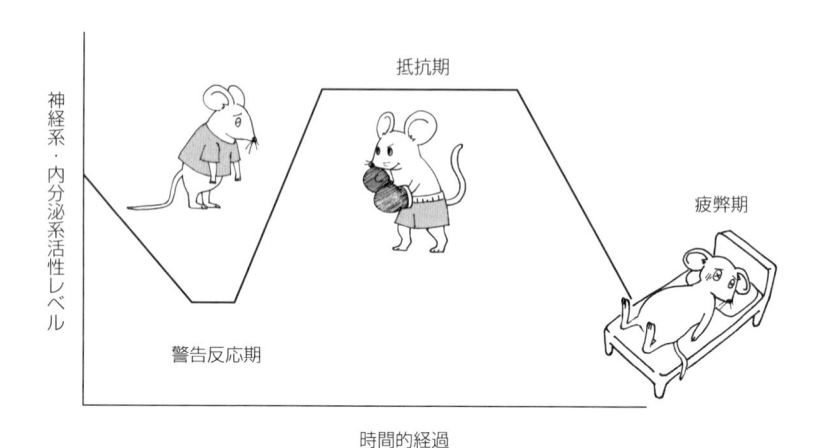

図2-2 汎適応症候群の3期
出所：Selye (1946) をもとに作成

はまた，うまく適応できなかった場合，すなわち，「汎適応症候群」の最後の疲弊期においては，非特異的な疾病を引き起こすという重要な観察をしています。

② 近年のストレス研究

過度な精神的ストレスが，末梢組織の3つの徴候として観察される全身的なストレスを引き起こすとのセリエの概念は，現在よく受け入れられています。精神的ストレスが長期に及んだり，過剰であったりすると，抑うつ，不安神経症，心的外傷後ストレス症候群やパニック症候群を引き起こすことがあります。さらに，精神的ストレスや抑うつが心筋梗塞発症のリスクと関連しているとの報告が数多くあります。むしろ，精神的ストレスは，糖尿病，高血圧，肥満などの古典的な心血管疾患危険因子よりも強力な危険因子であることもわかってきました。

さらに，ストレスに対する応答，適応，そして破綻というセリエが指摘した3期の経過は，全身的なレベルで起こるのではなく，細胞そして細胞内のレベルで生じることがこれまでの研究結果によって示されています。遷延化する適

応反応が，まさにその系の破綻あるいは疲弊の原因となります。このように，生理学的，内分泌学的，生化学的な調節が，その生体を長期間にわたってストレスに適応させるのですが，これらの調節過程自体が，重要な栄養素を枯渇させ，別の予期せぬ悪影響の原因となり，生体機能の低下や死滅につながりかねないのです。最近では，「血管ストレス」「酸化ストレス」「小胞体ストレス」「ストレス蛋白質」などの組織，細胞・細胞内，物質レベルにおいてストレスという言葉が多用されるようになってきました。セリエのストレス学説から始まったストレス研究は今や個体から遺伝子レベルの研究へと発展しています。

（2）ストレスの定義

ストレスという言葉は，日常生活の中で汎用されており，私たちは思い思いにこの言葉を使用しています。学会においても，統一的な使われ方はされておらず，あらゆる分野を満足させる形で定義することは難しいと考えられています。そこで，ここでは各専門分野の立場からストレスの定義や考え方を述べたいと思います。

① 基礎医学

基礎医学では，セリエのストレス学説における「ストレス」の定義を踏襲しています。セリエが行ったストレスの定義は，前述のように「生体への侵襲（有害刺激）に対して生じた生体の非特異的な反応」ということです。さらに，ストレスを生じさせるものとしてストレッサーという言葉を作りました。刺激に対する生体の反応がストレスであり，ストレスを生じさせる刺激がストレッサーです。ストレスは，心理的，身体的反応，また引き起こされた行動が含まれます。ストレッサーあるいはストレス（反応）のどちらか，あるいは両者を合わせたものをストレスと総称します。

② 心理学

心理学領域でのストレス研究において，統一的な「ストレス」の定義はない

第Ⅰ部　総論　メンタルヘルスとは

> ### ■ コラム4:「血管のストレスと動脈硬化」
>
> 　高血圧症，糖尿病，高脂血症や肥満といった生活習慣病は，心筋梗塞や脳卒中の基盤になる動脈硬化症の危険因子と捉えることができます。つまり，生活習慣病は，血管に対する障害因子（血管ストレス）を発生させますが，血管は，種々の適応反応（血管のストレス反応）を発揮して，この血管ストレスに対抗し，つねに適正な血流を灌流臓器に供給しようとがんばります。しかし，この血管のストレス適応機構が破綻すると，生活習慣病の血管合併症である動脈硬化症が生じるのです。
> 　血管内皮細胞とは血液と接する血管の内側に敷石状に並んでいる細胞ですが，この細胞が血管のストレス反応において中心的役割を演じていることがわかってきました。すなわち，内皮細胞は血液の流れによって発生する"ずり応力（shear stress）"や血圧によって起こる"伸展応力（strech stress）"など物理的な刺激を感知するだけでなく，さまざまな生活習慣病による血液中の障害因子（アンギオテンシンⅡ，糖化産物，酸化LDLなど）の情報を受け取ります。
> 　また，内皮細胞は血管ストレス反応として，成長因子，サイトカイン，血管作動性物質（血管局所ホルモン）などを産生するほか，線維などの細胞外マトリックスを作り出すことにより血管壁を厚くして，血管ストレスに対抗します。
> 　このようなストレス反応が持続し，過剰になると血管壁の再構築が起こり，動脈硬化が進むと考えられています。

といわれています（詳しくは第4章を参照）。セリエによるストレス研究は，1950年代以降，心理学領域でも多くの研究者の関心をあつめ，セリエの定義を受けたストレス研究が次第に盛んになりました。

　1980年代以降になると，心理学領域におけるストレス研究のほとんどは，ラザルス（Lazarus, R. S.）の提唱した，トランスアクショナルモデル（transactional model）に沿って行われています。これは，①環境刺激や個体内部に生じる種々の要請，②それらの要請に対する認知評価（一次的評価：primary appraisal）および自身の所有する有効資源の点検（二次的評価：secondary appraisal），③有効と思われる資源を用いての要請への対処（coping），④対処の過程で生じる生体の歪みを含む急性反応，⑤解消しきれなかった急性反応の慢性化した累積反応，の5段階の過程からなります。このようにラザルスは刺激—反応の間に介

在する認知的過程を重視し，環境と個人との力学的な関係全体を「ストレス」と呼びました。現在もこのストレスの定義が多用されています。

③ 精神医学

　ストレスに関して精神医学独自の定義はなく，一般的な意味のもとで用いられています。「ストレス」という用語が精神医学に公的に登場したのは，国際疾病分類（ICD-9, 1975）における「神経症，人格障害およびその他の非精神病性精神障害」に含まれる「急性ストレス反応（acute reaction to stress）」およびその発症にストレスが関与するものとして「不適応反応（adjustment disorder）」が設けられてからです。これらは，ICD-10（1992）において発展し，さらに，米国精神医学会の「精神疾患の分類と診断の手引　第3版（DSM-Ⅲ）」（1980）がICD-9に準じてつくられ「不安障害（anxiety disorder）」の中に「急性ストレス障害（acute stress disorder）」と「PTSD」とが登場し，ストレスが関与するものとして「適応障害」が設定されました。これらはDSM-Ⅳ（1994）にも引き継がれ，DSM-5（2013）では，「心的外傷およびストレス因関連障害群」の中に「PTSD」「急性ストレス障害」「適応障害」が分類されました。ICDとDSMとではこれらの障害の概念は基本的に同一であるものの，どちらも「ストレス」の定義はなされておらず，また「ストレッサー」との区別も明確にされていません。

（3）ストレッサーの種類

　ストレッサーの分類方法はいくつか存在し，ストレッサーの具体的な内容によって，対人ストレッサーや職業ストレッサーなどの分類方法があります。また，それにさらされる時間の違いによって，イベント型ストレッサーと慢性的ストレッサーに分類されます。よく知られている分類はカテゴリーによるものであり，下記のように分類されます。

① 身体的ストレッサー

　主に身体への刺激となるものでは，物理化学的ストレッサーがあげられます。これには，寒冷，温熱，放射線，騒音，酸などがあり，いずれも具体的な数値として表すことができます。一方，生物学的ストレッサーとしては細菌，ウイルスなどの感染症を引き起こす微生物があります。また，病気の原因，あるいは発症した病気そのものも生物学的ストレッサーといえます。身体的ストレッサーであっても，精神的ストレッサーとしての側面をもち合わせることが多いことも事実です。痛みなどの不快な感覚を生じるような身体的ストレッサーは，精神的ストレッサーにもなり得ます。

　さらに，その他のストレッサーとして，運動があります。一般的に運動は，身体に有害な刺激という認識はなく，むしろ生活習慣病予防，健康増進には欠くことのできない身体への有益な刺激です。ですが，運動時には他のストレッサーとほぼ同様の身体の反応を引き起こしますので，運動をストレッサーに入れることは問題ありません。

② 心理社会的ストレッサー

　この心理社会的ストレッサーこそが私たちが日頃「ストレス」と言っているもので，日常的に最も人を悩ませるストレッサーです。これに分類されるストレッサーは，挙げればきりがないほど，多く存在します。代表的なものとして，肉親の死，戦争，破産，受験，進学，結婚，出産などの人生の中で起こる出来事（ライフイベント）や日常的な対人関係，学業や仕事などから派生するものが含まれます。

（4）ストレス反応の特徴

　ストレス反応の特徴は下記の5つに分けられます。

① ストレス反応とは生体が急激なストレッサーを受けた際，個々のストレッサーに対する特徴的な反応に加えて，その種類によらず一定のパターンを

示す非特異的反応の総体をいう。
② ストレス反応のパターンは種を超えてよく保存されている。
③ ストレス反応は一定の範囲でストレッサーの強度に比例する。
④ ストレス反応を経験した個体では引き続くストレッサーに対して増強された抵抗力を示す。
⑤ この抵抗力の増加は経験したストレッサーとは異なった性質のストレッサーに対しても発揮される（これを交叉耐性と呼ぶ）。

　この５つの特徴のうち，①はセリエのストレス学説における「汎適応症候群」の概念そのものといえます。今でこそ，当たり前になった概念ですが，セリエがこれを提唱した当時の医学界では，常識に反した異端的な概念だったようです。その当時の医学界では，ある病気とその原因は１対１の関係にあるとする一疾患一病因論などの疾病観に支配されていました。ですから，きわめて多様な原因が共通の症候群を引き起こすという概念，いわば新しい病因論は新鮮な衝撃を与えるもので，すぐには受け入れられなかったようです。

　次に示した②の特徴ですが，ストレス反応はヒトなどの高等動物から下等な動物まで，共通して見られる現象であるということです。ここからは，ストレス反応は種の違いを超えた生きとし生けるものすべてに共通して必要不可欠な「生体防御反応」であることがわかります。実際，極端にいえば，植物にもストレス反応が存在します。動物と違って，移動してストレッサーから逃れることのできない植物は，その場でストレスをなんとか克服しなければ枯れてしまいます。そこで，植物は生き延びるために，独自のストレス耐性機構を発達させてきました。したがって，動物に見られるストレス反応とは異なっています。

　③はストレッサーの種類によって該当するものとそうでないものがあります。騒音などはストレッサーの強度を測定することも，数値で表すこともできますが，精神的ストレッサーでは，その強度の測定は困難です。このように測定困難なストレッサーの場合には，本当にストレッサーの強さとストレス反応は比例関係にあるのかどうかは明言できません。しかし，今後，ストレッサーの強

度を測定できるようになったとしたら，今度はストレス反応の個体差が大きいため，同一個体に限り，ストレス反応の大小を単純に比較してストレッサーとの関係を明らかにできるかもしれません。

　次に，④と⑤は一般的には「慣れ」，専門的には「適応」という生体のメカニズムが働いた結果として獲得した「ストレス耐性（抵抗性）」という現象です。④は日常的に経験するような暑さや寒さなどの気温の変化に対する慣れを思い浮かべるとわかりやすいと思います。しかし，⑤は，イメージしにくいのではないでしょうか。たとえば，運動というストレッサーに繰り返しさらされた個体は精神的なストレッサーにも強くなる，ということです。つまり，運動習慣があると精神的ストレスに抵抗性ができるということですが，はたしてスポーツマンは精神的ストレスにも強いでしょうか。実は，これには，異論もあり，ヒトの研究結果からは，未だ一致した見解が得られていません。しかし，おそらく，ストレッサーの種類を厳選すれば，このような現象が起こり得ると考えられます。

3　ストレス反応と影響を与える要因

　ここではストレス反応について考えるために，ストレス反応の立役者を4つに分けて示し，最後はこれらの相互連携について説明します。まず，第1は，ストレッサーからの情報を受け取りストレス反応の中心となる中枢神経系，第2は，ストレッサーに瞬時に反応する自律神経系，第3は，ストレッサーに時間をかけて反応する内分泌系，第4は免疫系です。

（1）中枢神経系

　まず，中枢神経系（脳と脊髄を合わせた呼称）のストレス反応を説明する前に，脳の機能を簡単に述べたいと思います。脳の機能を細胞レベルで中心となって支えているのが神経細胞（ニューロン）です。神経細胞は神経線維（軸索：axon）と呼ばれる1本の長い線維と複数の樹状突起をもっていますが，この神

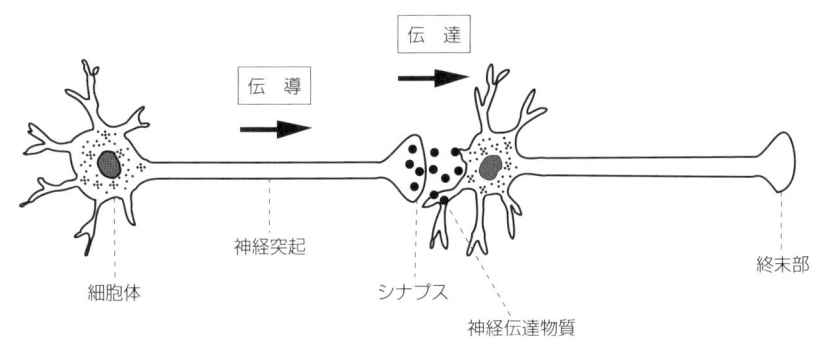

図2-3 シナプスの構成

経線維は離れた他の神経細胞や他の臓器の細胞に情報を伝えます。神経線維の末端と情報を受ける細胞はごく狭い間隙をもって接しており，この間隙がシナプスと呼ばれています（図2-3）。脳の働きはこの神経線維を介して信号を伝えることにあります。その際，神経線維の中だけで信号を伝えるのは「伝導」といわれる神経細胞の膜を介したイオンの出入りによって発生する電気的変化です。しかし，シナプスでは神経終末部から化学物質が放出され，それが，次に情報を受け取る細胞に信号を伝える「伝達」が行われます。この化学物質は神経伝達物質と呼ばれ，代表的な物質としてアセチルコリン（acetylcholine），グルタミン酸（glutamic acid），ノルアドレナリン（noradrenaline），セロトニン（serotonin），ドパミン（dopamine）などがあります。

① ストレスにより脳のどの部位の活動が変化するか

中枢神経系のストレス反応において，脳は内分泌系と自律神経系を巧みにコントロールしながら種々の反応を起こします。ストレス反応の脳内機構を解明するための第一歩は，ストレッサーによって脳のどの部位の活動が変化するのかを知ることです。

種々の研究からわかってきたことですが，ストレッサーにさらされると視床下部の室傍核（PVN）という脳部位の CRH（corticotropin releasing hormone）という神経ペプチド（神経細胞で産生される蛋白質より小型のアミノ酸重合体で，神経

第Ⅰ部 総論 メンタルヘルスとは

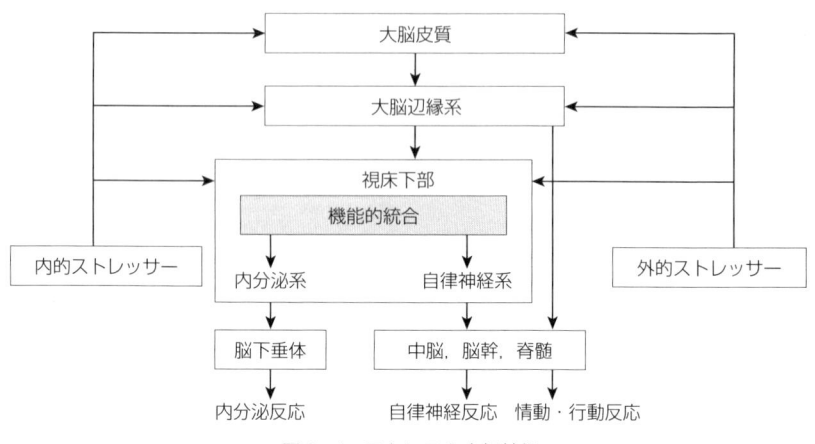

```
         ┌──────────────┐
    ┌───→│   大脳皮質    │←───┐
    │    └──────┬───────┘    │
    │           ↓            │
    │    ┌──────────────┐    │
    │┌──→│  大脳辺縁系   │←──┐│
    ││   └──────┬───────┘   ││
    ││          ↓           ││
    ││   ┌──────────────┐   ││
    │├──→│   視床下部    │←──┤│
    ││   │ ┌──────────┐ │   ││
    ││   │ │ 機能的統合 │ │   ││
┌───┴┴┐  │ └──────────┘ │  ┌┴┴───┐
│内的ス│  └──┬────────┬──┘  │外的ス│
│トレッ│     ↓        ↓     │トレッ│
│サー  │   内分泌系  自律神経系│サー  │
└─────┘     │        │     └─────┘
            ↓        ↓
       ┌─────┐  ┌──────────┐
       │脳下垂体│  │中脳,脳幹,脊髄│
       └──┬──┘  └────┬─────┘
          ↓          ↓      ↓
       内分泌反応  自律神経反応 情動・行動反応
```

図 2-4 ストレスと中枢神経

伝達物質やホルモンとして作用する）を産生するニューロンにストレス情報が伝わり，ここで情報が統合され，内分泌系におけるストレス反応の中心となる HPA 系の活性化を引き起こします。ただし，室傍核に情報が伝わるまでの経路はストレッサーの種類によっていろいろです。1つは，精神的なストレッサーにさらされたときにその情報を伝える経路で，痛みなどの知覚情報や，視覚，聴覚などの情報が入ってくることによって引き起こされます。まだ，脳の中で情報を伝える経路は不明な点も多いのですが，大脳皮質，および大脳辺縁系（情動や記憶などに関係する扁桃体や海馬などの発生的に古い大脳部位）から室傍核に入力する経路が知られています。

2つ目は，身体的ストレッサーである出血などで血圧が低下した際の情報を伝える経路で，大血管にある血圧を感知するセンサーから脳神経を経由して脳幹の延髄を経て，室傍核に入力する経路です。他にもまだ経路があります。このように，室傍核の CRH を産生するニューロンはさまざまな経路を経て情報を受けており，これらの情報によってニューロンが興奮すると，それぞれに独自の内分泌系および自律神経系のストレス反応が引き起こされるのです（図 2-4）。

② ストレス反応としての行動発現との関連領域

　また，脳の中で特に海馬と扁桃体と青斑核といった脳部位がストレス反応としての行動発現に密接に関連しているとされています。まず，海馬についてですが，海馬は記憶の形成を担う脳部位で，HPA 系に関連しています。慢性ストレスによって海馬ニューロンの細胞死や樹状突起の萎縮などの形態学的変化が起こりますが，これはストレスによって HPA 系が活性化して，その結果，副腎から糖質コルチコイド（glucocorticoid；コルチゾール，コルチコステロンなどの総称）が分泌され，その神経毒性効果によって引き起こされるといわれています。このように，海馬ニューロンの形態に変化が生じると，海馬の神経回路網に異常をきたし，記憶や学習の障害が起こるという実験結果も報告されています。

　次に，扁桃体ですが，扁桃体は外部環境から種々の感覚情報を受けて社会的行動や情動行動を起こしたり，自律神経系を活性化したりする役割を担っています。実際に，扁桃体はストレッサーによって生じる不安や恐怖などの情動の変化や血圧上昇などの心臓血管系の変化に関与するという報告が多くあります。そして，このような変化が表れるには扁桃体で放出される CRH が重要であると報告されています。扁桃体には CRH 以外にも多数の神経ペプチドが存在しますが，その中でもストレスに関連するのがニューロペプチドです。これは CRH とは逆に抗ストレス効果あるいは抗不安効果を担っていると考えられています。

　青斑核もまた，ストレス反応には重要な脳部位で，脳幹の橋という脳幹部に存在します。ノルアドレナリンを含有するニューロンが脳の中で最も多く，交感神経系をコントロールしている上位の中枢であると見られています。青斑核は意識をはっきりさせる，すなわち覚醒を起こさせる神経系の 1 つであるといわれています。ストレス時に，青斑核で CRH が放出されると青斑核のニューロンが興奮し，覚醒レベルの上昇や不安行動が起こると考えられています。

表2-1 自律神経系のはたらき

器官	交感神経	副交感神経
瞳孔	散瞳（瞳孔散大筋収縮）	縮瞳（瞳孔括約筋収縮）
唾液腺	分泌（粘液性：ねばねば）	分泌（漿液性：さらさら）
気管支	拡張	収縮
心臓	心機能促進（心拍数・心収縮力・伝道速度増加）	心機能抑制（心拍数・心収縮力・伝道速度減少）
胃腸管	蠕動の抑制	蠕動の促進
胃液・膵液	分泌抑制	分泌促進
副腎髄質	アドレナリン分泌	―
肝臓	グリコーゲン分解	グリコーゲン軽度合成
膀胱	排尿抑制（排尿筋弛緩，括約筋収縮）	排尿促進（排尿筋収縮，括約筋弛緩）
汗腺	分泌	―
血管	収縮（皮膚・粘膜，内臓などの血管），拡張（筋血管）	―
立毛筋	収縮	

（2）自律神経系

　自律神経系は交感神経系と副交感神経系に分類されます。緊張状態のときには交感神経系が優位になっており，逆に，リラックス状態のときには副交感神経系が優位になっています。交感神経と副交感神経の作用の違いを表2-1に示します。ストレス反応と関連深いのは交感神経系ですが，それをコントロールしている上位の中枢は視床下部にあり，情動に関係する大脳辺縁系とは距離的に近く，多くの神経回路網によって連絡しています。自律神経系の緊張状態はストレスや情動と密接に関係しています。

　急性のストレス反応が起こる場面を端的に表す言葉として「闘争と逃走」がありますが，この時には交感神経系の機能が亢進し，副腎髄質からアドレナリン（adrenaline）の分泌が増加し，交感神経末端からはノルアドレナリンが放出され，ストレス反応を引き起こします（図2-5）。アドレナリンは循環血液中に流入して，全身の組織へ運ばれ，末梢の血管を拡張させて血管抵抗を低下させ，心拍出量を増加させます。また，グリコーゲン分解を促進して血糖を上昇させます。そのほか，脂肪分解，熱産生促進を起こします。また，交感神経

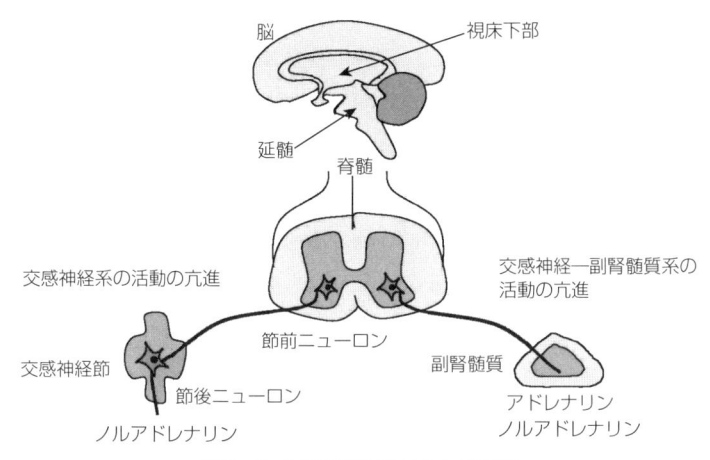

図2-5　自律神経系のストレス反応

の枝は心臓，肺，血管など全身の臓器に分布していますので，血圧は上昇し，脈拍は増加し，呼吸は速くなり，血糖値は上がり，瞳孔は散大します。皮膚や内臓の血管が交感神経の作用で収縮して，流入する血液量が減少する一方，骨格筋ではアセチルコリンを神経伝達物質とする特殊な交感神経が血管を支配していて，交感神経の興奮で骨格筋への血流量は増加します。

　ストレス刺激に対する交感神経系と交感神経―副腎髄質系の活動は常に同時に高まるわけではありません。また，交感神経系の反応もすべての臓器が同時に反応するのではなく，それが支配する臓器により異なります（地域性反応）。このような反応の違いが生じる背景には，ストレッサーの種類によって情報を脳に伝える経路が異なり，その情報を統合する脳のかかわり方に違いがあるのかもしれません。いずれにしても，急性のストレス反応としての交感神経系の亢進は秒単位で起こります。内分泌系と比べると大変素早い反応であり，それぞれ特色のあるストレス反応によって，身体の恒常性を維持しようと機能しています。

　最後に，慢性ストレスに対しては，自律神経系はどのような反応を見せるのでしょうか。ストレス刺激が繰り返し加わる慢性ストレスこそ，健康面への影響が大きいと考えられます。この時，生体が慢性ストレスに対して適応（スト

コラム5:「手のひらはこころを映す」

　警察で使われている，いわゆる「ウソ発見器」のことはご存知だと思います。これは，手のひらに2つの電極を取り付け，いろいろな尋問をしたときに，皮膚の電気抵抗がどのように変化するかを見て，本当のことを言っているのかどうかを判断する際に助けとなるものです。でも，このような生理的な変化をみることで，なぜこころのうちをうかがうことができるのでしょうか。

　この「ウソ発見器」の原理ですが，尋問を受けて事実とは違う受け答えをすると，こころの中に緊張（精神的ストレス）が生まれ，知らず知らずのうちに，手にはじっとりと汗をかいてしまうことを利用しているのです。汗には電気を通しやすい食塩水に近い性質がありますので，皮膚の電気的抵抗が変化し，これがキャッチされてしまうのです。

　汗をかくという現象は，昔から「汗の結晶」「額に汗して働く」「手に汗握る」「冷や汗をかく」など，苦労や緊張などのたとえとして，言語表現の中に数多く使われています。私たちは，暑いときや身体を動かしたときに，体温を調節するために汗をかきますが，これは温熱性発汗と呼ばれます。一方，緊張したときにも汗をかき，これが前述の「手に汗握る」「冷や汗をかく」などに表現されている精神性発汗です。精神性発汗は手のひらと足の裏だけにみられ，それ以外の皮膚にはほとんど出てきませんし，量もわずかです。

　しかし，マイルドな精神性ストレスでも，手のひらの発汗量は150～200％程度増加します。この反応には個人差があるのですが，多人数で平均すると，性別による差や年齢差などはなく，無汗症以外はほとんどの方が，ストレスを感じると手のひらに汗をかきます。よく，「心の温かい人は手が冷たい」という言い伝えがあります。繊細でやさしく感情豊かで緊張しやすい人と考えると，このような人は精神性発汗が多いため，手に汗をかいて気化熱が奪われ，しかもしっとり濡れがちですので，確かに手は冷たいことでしょう。まんざら迷信ではないようです。

レッサーが持続しているにもかかわらず，ストレス反応を減少させる形態的機能的変化）できれば，ストレス反応自体が低下していきます。しかし，慢性ストレスの強さが大きく，持続も長い場合は，適応できずに（不適応），心身のストレス関連疾患を発症する危険が高まります。

（3）内分泌系

　内分泌系のストレス反応として重要なのは視床下部（Hypothalamus）と下垂体（Pituitary）と副腎皮質（Adrenal cortex）の3つの内分泌系の連携（HPA系）であり，ストレスによりその機能を亢進させます。中枢神経系のストレス反応で述べたように，精神的ストレッサーにより大脳辺縁系で不安や恐怖，怒りなどの情動が引き起こされると，視床下部の室傍核という部位にある小細胞ではCRHの産生が促進します。CRHは神経内分泌という情報伝達の仕組みを使って脳下垂体前葉に作用して，ACTH（adrenocorticotropin hormone）というホルモンを血液中に放出させます。このACTHが副腎皮質に作用して糖質コルチコイドの分泌を促します。糖質コルチコイドは糖代謝亢進や免疫抑制を引き起こし，ストレス反応の中心的役割を果たします。糖質コルチコイドがない状態の動物はストレスにきわめて弱いことが判明しており，生体にストレスに対する抵抗性を与えているのがこのホルモンです。ACTHと糖質コルチコイドは代表的なストレスホルモンといえます。HPA系の亢進はストレッサーにさらされてから数分〜数十分で引き起こされ，ストレッサーの持続時間にもよりますが，時間単位で比較的長く続く反応です（図2-6）。

　このHPA系のホルモンの分泌を調節する仕組みとして，フィードバック調節があります。これは，副腎皮質から放出された糖質コルチコイドが視床下部と下垂体前葉にフィードバックして作用し，CRHやACTHの分泌を抑制するという調節で，糖質コルチコイドが血中に増えすぎてしまうのを防止するシステムなのです。それほど，糖質コルチコイドは作用が強く，ストレスに打ち勝つために大切である反面，免疫抑制作用や前述の海馬の神経細胞に対する毒性効果などの副作用も大きいので，その血中濃度がしっかり調節されているのです。

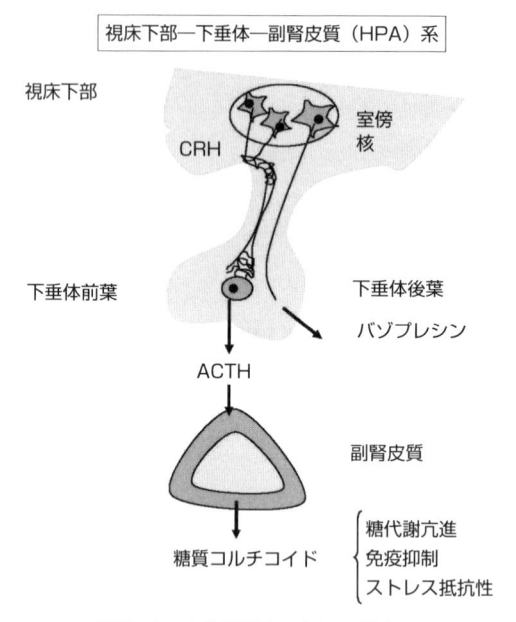

図2-6 内分泌系のストレス反応

（4）免疫系

① 免疫系の働き

次に，免疫系のストレス反応に話を進めますが，その前に，免疫系について簡単に概説します。免疫とは，病原体のみならず，あらゆる外来の異物を「非自己」と認識し，排除して，「自己」の恒常性を守ろうとする生体反応のことです。

たとえば，ウイルス，細菌，あるいは癌細胞といった生物的な異物は生物学的ストレッサーとしてストレス反応を起こしますが，この反応を担うのが免疫系です。免疫器官としては，脾臓・リンパ節・胸腺・骨髄などがあり，リンパ球やマクロファージなどの免疫担当細胞が互いに調節し合いながら免疫が成立しています。免疫系には生まれながらに備わった自然免疫と，生後種々の病原体，動植物由来物質が侵入して免疫応答を起こしてできてくる獲得免疫があり

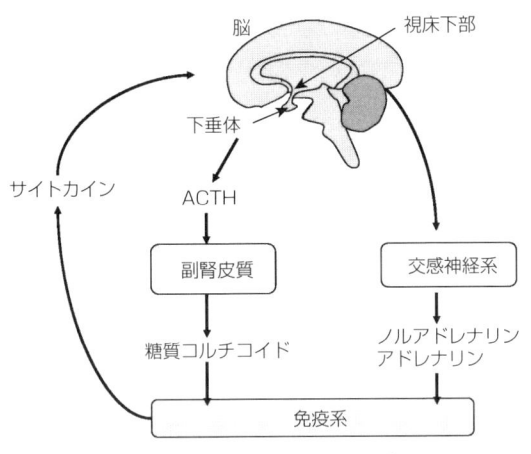

図2-7 免疫系のストレス反応

ます。

　自然免疫は，主に白血球の仲間である好中球，単球，マクロファージなどやリンパ球の一種であるナチュラルキラー（NK）細胞などが担当しています。獲得免疫は，リンパ球が担当しますが，B細胞（Bリンパ球）の産生する抗体が主役となる液性免疫とキラーT細胞（Tリンパ球）が主役となる細胞性免疫に細分化することができます。たとえば，インフルエンザの季節の前にインフルエンザワクチンを注射しておくと，体内に抗体ができて，インフルエンザウイルスに感染しても抗体が増産されるので，インフルエンザが発症しないということは一般的にも広く知られています。生物学的ストレッサーである細菌やウイルスが体内に侵入し感染した際には免疫系はストレス反応の中心となって身体を防御します。免疫系を担う細胞にはこのように多くの種類がありますが，これらの細胞が共同で働くときには，サイトカイン（cytokine）と総称する化学伝達物質を使って互いに連絡を取り合っています。免疫系のストレス反応が起きると，このサイトカインが血中に増加し，特に，その一種であるインターロイキン1は視床下部に働き，プロスタグランディンE2という物質の産生を増やし，発熱，食欲抑制，睡眠誘発などを引き起こします。また，視床下部のCRHの産生を増加させ，交感神経系やHPA系の活動が亢進します（図2-7）。

② ストレス時における免疫系の働き

　さて，精神的ストレス時には免疫系はどのような働きを見せるのでしょうか。臨床的には，種々の心労や悲哀，抑うつ状態が感染症やアレルギー疾患，自己免疫疾患の罹患率，さらにはがんの発生率に大きな影響を与えることが古くから知られており，免疫機能がこころの状態によって影響されると考えられてきました。たとえば，試験前などには風邪を引くことが多くなることはだれもが経験しているでしょう。事実，コーヘンらは約400名の健康なボランティアに風邪の原因ウイルスを点鼻し，感冒症状や抗体の上昇などを調べた結果，発病ともっとも相関があったのは心理調査などから評価したストレス度の強さでした（Cohen et al., 1991）。

　このように，慢性ストレスによって，感染抵抗性が低下することや，好中球の貪食能（細菌・ウイルスなどの異物を細胞内へ取り込み，分解する能力），リンパ球の反応性，サイトカインの一種であるインターフェロン産生能，NK細胞活性の低下，癌の再発率の増加など，免疫機能が低下することが多数報告されています。その反対に，精神的ストレスによってむしろ免疫機能が亢進することもあります。一般に急性ストレスにおいては，末梢血中のNK細胞活性の亢進，唾液中IgA（抗体の一種）の増加などが報告されているように，一部の免疫機能が一過性に活性化されます。一方，慢性ストレスでは，細胞性免疫，液性免疫のいずれもが抑制されるとの報告が多いです。また，ストレスが免疫機能に及ぼす効果は個体差があり，抑制ばかりではなく亢進も起こると考えられています。したがって，ストレスにさらされた個体では，その状況に応じて，免疫系の機能が低下し，感染症やがんの増悪が起こりやすくなる場合と，免疫系の過剰反応であるアレルギーや自己免疫疾患の悪化をもたらす場合があるといえましょう。

（5）精神─神経─内分泌─免疫相関

　ストレッサーに対して，生体は内部環境恒常性を維持するために，神経（中枢神経と自律神経），内分泌，免疫系という身体機能の調節系をフルに動員して，

生体防御反応を起こします。これらの調節系は別個に機能を発揮するのではなく，情報伝達の仕組みを共有して，相互に連携しながら総合的に働いています。したがって，ストレス反応が脳を介した全身反応であることは言うまでもありません。ウイルス感染などの免疫ストレッサーに対しては，免疫系が中心となって機能を発揮しますが，それが暴走すると有害に働くこともあります。しかし，同時に内分泌系のストレス反応であるHPA系の亢進が起こり，その最終ホルモンである糖質コルチコイドが血中に増加し免疫機能を強く抑制します。

このように，各調節系の連携が有効に働くこともありますが，「精神─神経─内分泌─免疫相関」には，精神の不調が神経，内分泌，免疫系に悪い影響を及ぼすという意味での相関も含まれます。たとえば，精神（脳）が免疫機能を制御しうることを示す事実として，免疫反応は条件づけできることが知られています。具体的には，喘息患者さんに不快な出来事を思い出していただくと，それだけで喘息発作を誘発することがあります。

脳の多くの部位が免疫機能に影響を及ぼすのですが，特に，ストレス時の免疫調節中枢として重要なのは今のところ視床下部とされています。概して，ストレスによる免疫抑制には内分泌系の関与が大きいといわれていますが，交感神経系も関与しているという報告が多いのも事実です。しかし，交感神経系は免疫系の活性化にもかかわっているとの報告もあり，詳細なことはわかっていません。

（6）ストレス反応に影響を与える要因

ストレッサーによって引き起こされるストレス反応には個人差があります。次に，個人差をもたらすような，個人的あるいは環境的な要因について説明します。

① ライフスタイル

日々のライフスタイルはストレスとも深く関係します。規則的な生活リズム，継続的な運動習慣がストレス反応に影響を与えます。

コラム6:「運動習慣でストレスに強くなる？」

　ここで，運動習慣がストレス反応に与える影響に関するラットを用いた実験結果をご紹介しましょう。ラットを飼育するケージを2種類用意しました。1つは通常の飼育ケージで，もう1つは回転車付きケージです。回転車付きのケージで飼育されたラットは好きなときに自由に回転車を回して運動することができます。2種類のケージで8週間飼育した後に，環境ストレスを2つのグループのラットに加えます。環境ストレスとは，通常の飼育ケージから，床に温水をわずかに入れたケージにラットを移しかえるというケージ交換ストレスを用いました。このストレス負荷の前後で血圧や心拍数の変化を観察したところ，回転車付きのケージで飼われたグループの方が明らかに血圧や心拍数，ストレスホルモンの上がり方が少なかったのです。つまり，運動グループは，環境ストレスにさらされても，血圧などの過剰なストレス反応を起こさなくなったといえます。人にたとえれば，トレーニングを好きなときに自由にしている人は環境変化による精神的ストレスに抵抗性ができたといえるかもしれません。

　ラットの結果をそのまま人にあてはめることは慎重であるべきですが，自由な運動習慣はストレス抵抗性を形成する可能性があります。また，このラットの実験結果を1つ付け加えると，運動を強制的に毎日行わせた場合には，逆に環境変化による精神的ストレス反応が過剰になり，著しい血圧上昇を引き起こすようになりました。やはり，健康づくりの運動と同様にストレス耐性づくりのための運動においても運動の種類，強度，時間，頻度を決める運動処方が大切といえるかもしれません（Morimoto, 2000）。

② 性格傾向

　ストレス反応と性格傾向も関連がみられます。まじめ・几帳面の度合いが強い場合や完全主義，要求水準が高い性格はストレス反応を強める傾向があります。

③ 行動パターン

　ストレス反応と関連のある行動パターンとして，タイプAとタイプCが知られています。まず，タイプAですが，1959年にフリードマンとローゼンマン（Friedman M., & Rosenman R. H.）らによって冠動脈疾患（Coronary Heart Disease：

CHD）の患者に多い行動パターンとして注目されました。具体的な特徴として，高い目的意識を持って努力すること，競争心の強いこと，怒りや敵意性をもちやすいこと，時間的切迫感があること，早口で声が大きいことなどがあげられます。欧米の大規模な追跡調査の結果，タイプAの人は，これと正反対のタイプBの行動パターンの人に比べ，冠動脈硬化症による心疾患が2倍程度高率に発症したそうです。最近の研究では，タイプAよりもその構成要素である「怒り」あるいは「敵意性」こそが冠動脈硬化症の危険因子であると指摘されています。一方，日本人の場合は，危険因子として，仕事中心のライフスタイルの方が重要であり，敵意性はそれ程目立たないことが明らかになっています。

　タイプCは，1984年にテモショックとドレイア（Temoshok L., & Dreher H.）らによってがんにかかりやすい人（免疫機能が低下しやすい人）に広く認められる行動パターンとして概念が整理されました。怒りを表出しない，不安や恐れ，悲しみなどの陰性感情も表出しない，仕事や人間関係において控えめで忍耐強い，自己犠牲的な問題解決を選ぶことが多いという特徴があります。

　しかしながら，このような行動パターンをもつ人はそうでない人に比べて，確率的に見るとストレス反応を起こしやすくストレス関連疾患である虚血性心疾患やがんにかかりやすいというだけで，必ずしもそうなるというものではありません。

④ ストレス対処行動

　ストレッサーへの対処行動が適切であればストレス反応は低下します。ラザルス（Lazarus, R. S.）らは対処行動を問題焦点型（ストレッサーそのものをなくそうとする）と情動焦点型（ストレッサーから生じる情緒的な混乱の解消を目指す）の2つに大別しています。問題焦点型は精神的ストレッサーに遭遇したときに，だれか頼りになる人に相談するなど，問題そのものを解決しようとする対処行動です。一方，情動焦点型とは，不安やイライラがあるときに，その感情を別のことをして紛らわそうとする対処行動です。たとえば，やけ酒ややけ食いなどです。

両者を比べれば，問題焦点型の方がベターであるといえますが，情動焦点型が悪いのではありません。両者の対処行動のメリットを考えた上で，バランスよく行動するのがいいのではないかと思います（第4章参照）。

⑤ 認知的評価（個人の受け取り方）

ストレスの基本として，ストレッサーへの認知，個人の受け取り方がストレス反応に影響を与えます。それに影響を与える因子として，経験・体験，知識・情報，価値観，性格傾向などがあります。この認知的評価からさまざまな対処行動が生まれるので，まずは，この認知的評価を過剰なストレス反応を起こしにくい評価にしていくことが大切であると思います。認知的評価はストレッサーを"なんとかなるさ"と受け止めるのか，"どうにもならない"と受け止めるのかの違いだと思われます。

⑥ 社会的支援（ソーシャルサポート）

個人が家族，友人，同僚など周囲の人たちから得ることのできる有形・無形の好ましいサポートを意味します。家族や友人にとどまらず，学校や社会福祉機関などの公的な組織をも含めます。これには，心理面のサポートと金銭，物質，情報などの具体的，直接的サポートがあります。十分なソーシャルサポートを受けていないがために抱えている問題の解決が滞っている場合には，適切な支援が受けられるように働きかけることが重要です。複数の支援が存在する際には，それらが相互に機能的に働くようなネットワークづくりも大切です。また，適切なサポートが見いだせない場合は，その組織自体を構築することも必要です。

4　精神的ストレスの測定・評価

精神的ストレスを客観的に測定することは難しいと言わざるを得ません。そもそも，ストレスの測定とは何かが問題ですが，一般的に重要と考えられるの

はストレスの強さの測定です。

　ストレスをストレッサーとストレス反応とに分けて考えると，ストレッサーの強さを測定することはストレス反応の強さを測定することと同じではないと気づきます。健康との関連で考えるならば，測定する意義が大きいのはストレス反応の方でしょう。しかし，ストレス反応を測定することはストレッサーより難しいと考えられます。

　その大きな理由は，ストレス反応の中心をなす脳機能が十分に解明されていないからです。さらに，ストレス反応には多くの要因が影響を与えるためです。ストレス反応は，ストレッサーはもちろん，その受け取り方である認知的評価，それに影響を及ぼす修飾要因が複雑に絡み合って生じた結果だからです。

　ストレスを測定する最適な「物差し」がない現状では，多くの「物差し」を駆使して，ストレスを多面的に測定し，総合的・包括的に評価する必要があります。

（1）ストレッサーからの測定

① 社会的再適応評価尺度（life change unit score）

　ホームズとレイ（Holmes & Rahe, 1967）は結婚後にそれまでの日常生活パターンに戻るまでに要するエネルギーを50点とした場合に，他のさまざまな人生上の出来事，すなわちライフイベントは何点ぐらいのストレス度（life change unit score）になるかを評価しました。たとえば，「配偶者の死」が最高点で100点，「自分のけがや病気」は53点，「転職」36点といった具合です（表2-2）。

　そして過去1年間にわたってのストレス度の合計が200点から299点なら約50％，300点以上なら約80％の人が，それぞれその後の1年間に心身の健康障害に罹患すると報告しました。この尺度は，個人差も大きく，また，人生で遭遇する可能性はあっても，日常的に頻繁に起こる出来事でないため，評価しにくい点があります。

表2-2 社会的再適応評価尺度

出来事	ストレス度	出来事	ストレス度
配偶者の死	100	職場での責任の変化	29
離婚	73	息子や娘が家をでる	29
配偶者との離別	65	親戚とのトラブル	29
拘禁や刑務所入り	63	自分の特別な成功	28
家族の死	63	妻が仕事を始める,辞める	26
自分のけがや病気	53	学校に行く,修了する	26
結婚	50	生活条件の変化	25
失業	47	習慣の変更	24
婚姻上の和解	45	上役とのトラブル	23
退職	45	労働条件の変更	20
家族の健康上の変化	44	住居の変更	20
妊娠	40	学校の変更	20
性的な障害	39	気晴らしの変更	19
新しい家族ができる	39	宗教活動の変更	19
ビジネスの再調整	39	社会活動の変更	19
経済状態の変化	38	1万ドル以下の借金	17
友人の死	37	睡眠習慣の変化	16
仕事の変更	36	同居家族数の変化	15
配偶者との喧嘩の数	35	食習慣の変化	15
1万ドル以上の借金(抵当)	31	休暇	13
借金やローンの抵当流れ	30	クリスマス	12
		軽微な法律違反	11

出所:Holmes & Rahe (1967) より作成

② 日常の苛立ち事尺度 (daily hassles scores)

ラザルス (Lazarus, 1984) らは日常体験しにくいライフイベントのような大きな変化よりもむしろ,日常生活で起こるさまざまな苛立ちや腹立たしさを引き起こす出来事 (日常苛立ち事:デイリーハッスル) の方が日常のストレッサーとなり,健康障害との関連が深いとしました。そして,日常の出来事の苛立ち度を,精神錯乱と精神高揚に分けて調査し,精神状態との関連を示し,評価尺度を作成しました。ワークに掲載したのは日常苛立ち事尺度の112項目中の最初の24項目です。方法を読んで,実際に試してみましょう。

第 2 章 こころとからだ

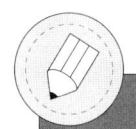

やってみましょう

ワーク2-1:「日常苛立ち事尺度」

この問いに答えてみましょう。

【方法】苛立ち事とはささいなイライラから大きなプレッシャー,問題,困難までの苛立ち事のことである。それはほとんど起こらない,もしくは何度も起こりうる。次に挙げた項目は苛立ち事と感じる多くの事柄である。まず,"先月"あなたに起こった苛立ち事を選んで,どれだけ"深刻か"1,2,3を丸で囲んで示す。先月に苛立ち事が起こらなかった場合,丸はつけない。

苛立ち事　　　　　　　　　頻度：1=まあまあ頻繁　2=ある程度頻繁　3=かなり頻繁

苛立ち事		苛立ち事	
物を元に戻さなかったり,なくしたりする	1 2 3	待たなければならなかった	1 2 3
迷惑な隣人	1 2 3	事故の不安	1 2 3
社会的義務	1 2 3	孤独である	1 2 3
配慮なくタバコを吸う人	1 2 3	健康管理に十分なお金がない	1 2 3
将来への不安	1 2 3	衝突することを恐れる	1 2 3
死についての思い	1 2 3	金銭的な安全性	1 2 3
家族の健康	1 2 3	ばからしい間違い	1 2 3
服を買う十分なお金がない	1 2 3	自己表現ができない	1 2 3
家にかける十分なお金がない	1 2 3	身体的病気	1 2 3
お金を借りる心配	1 2 3	排除されることを恐れる	1 2 3
クレジットの心配	1 2 3	妊娠できない	1 2 3
非常時のお金の心配	1 2 3	身体的問題による性的な問題	1 2 3

出所：Lazarus (1984) より作成（一部抜粋）

- いかがでしたか。日常の苛立ち事がたくさんあることに気づかされましたか。
　また,あなたが日々感じる苛立ち事にはどのようなものがありますか。書き出してみましょう。

(2) ストレス反応からの測定

① 心理検査

　心理検査には質問紙法と投影法があります。一般的によく使用されているのは、質問紙法であり、多種多様なものがあります。下記に示す質問紙法はいずれも、その有効性が認められているもので、それぞれの特色と用途を照らし合わせて選択できます。また、質問紙で評価しにくい無意識レベルの心理状態まで評価しようとするのは、バウムテスト、ロールシャッハテストなどの投影法ですが、実施には1～2時間かかることが多く、実施や解釈にはかなりの専門的知識と訓練が必要なので、ここでは、質問紙法について紹介します。

- 一般健康調査票（General Health Questionnaire：GHQ）：英国のゴールドバーグ（Goldberg, D. P., 1970）が開発した一般人を対象としたスクリーニングのための自記式調査票です。原版は140項目からなり、4段階評定尺度に分かれ、全身症状、局所的身体症状、睡眠・覚醒、日常的行動、対人行動、不満やトラブル、抑うつ・不安の7つの詳しい分類に分けて評価します。60項目、30項目などの短縮版があります。

- CMI健康調査表（Cornell Medical Index）：ブロードマン（Brodman, K., 1949）らによって開発され、金久卓也らによって日本語版が作成された自己評価尺度です。心身の自覚する症状を短時間にスクリーニングすることを目的とし、14歳前後から高齢者まで用いることができます。約210問の質問から構成されており、心身両面にわたる自覚症の調査が実施できるため、医療、産業・教育領域などの衛生管理に使われています。

- うつ病（抑うつ状態）自己評価尺度（the Center for Epidemiologic Studies Depression Scale：CESD Scale）：抑うつ状態のスクリーニングテストとして米国国立精神保健研究所により開発され、日本語版は島悟によって作成されました。20問の質問から構成され、高校生以上から高齢者まで実施でき、

最近1週間の状態を思い出し，回答するようになっています。

- 気分プロフィール検査（Profile of Mood States：POMS）：マックネア（McNair, D. M.）を中心として1971年に米国で開発された自己記入式質問紙法で，感情や気分を評価します。質問は「楽しくない」「生き生きする」といった感情や気分を表す65項目の言葉から構成され，過去1週間の間にその言葉が表す感情や気分になることがどのくらいあったのかを5段階で回答します。測定結果は，「緊張―不安」「抑うつ―落ち込み」「活気」「怒り―敵意」「疲労」および「混乱」の6種類の下位尺度によって得点化されます。日本語版は，横山和仁らによって作成されています。

- カラセック職業性ストレス尺度：カラセック（Karasek, R. A.）が開発したこの尺度は，仕事の量的・質的負担や困難さといった「要求度」と，仕事をするのにどれだけの裁量があるかという「コントロール」という概念とで構成されています（仕事の要求度―コントロールモデル）。仕事の要求度が高く，自由裁量性が少ない場合に，強いストレス反応及び健康問題が生じやすく，特に虚血性心疾患との関連性が高いとされています。

- NIOSH職業性ストレス調査票：米国国立職業安全保健研究所（National Institute for Occupational Safety & Health：NIOSH）のハーレル（Hurrell, J. J. Jr., 1988）らにより新しい労働ストレスモデルが提唱され，これに対応した職業性ストレス尺度が開発されました。これは，22種類の調査用紙で構成され，質問項目数は253項目であり，仕事のストレッサー，個人的要因，緩衝要因，ストレス反応を多面的に測定できます。

② **生化学的検査**

血液，尿，唾液などの生体試料を用いてその中のストレスホルモンや生理活性物質などを測定する検査です。たとえば，ストレスホルモンの血中濃度が増加しているときには，ストレス反応が起こっていると評価します。

ACTH，糖質コルチコイドのコルチゾール，カテコールアミンのアドレナリンとノルアドレナリンは典型的なストレスホルモンであり，ストレス負荷により血中濃度が増加します。特に，コルチゾールはHPA系のストレス反応を評価する方法です。唾液中コルチゾールは血中コルチゾールを反映し，唾液を採取するだけで簡単に測定できるストレスの指標として用いられています。健康な人では，一般的には，強いストレス状態であるほどコルチゾール値は増加します。しかし，ストレス関連疾患などの患者群におけるコルチゾール値は単純に高いというわけではありません。つまり，慢性的なストレス状態では，HPA系の機能の低下などのせいで，抑うつが高くてもコルチゾールの低い群が存在することが指摘されています。また，ストレッサーを受けて血中コルチゾールが上昇した場合，その濃度が最大値の半分に戻る時間（半減期）は70分程度と短く，さらに，交感神経系の指標であるノルアドレナリン，アドレナリンでは，なんと1～3分程度で半分の濃度まで戻ってしまうのです。したがって，これらは急性のストレス反応を測定するのには有効ですが，慢性のストレス反応を正確に捉えることが難しい理由の1つです。

　他に，唾液アミラーゼ活性やクロモグラニンを用いる方法もありますが，安全性の問題など課題が残されています。

③ 免疫学的検査

　免疫系のストレス反応を利用して，血液の成分から精神的ストレスを測定する方法があります。

　前述した免疫系のストレス反応である細胞性免疫と液性免疫の低下反応を血液で測定する検査です。前者はリンパ球反応性，NK活性などがあり，後者は抗体である免疫グロブリンのIgGを指標とします。

④ 神経生理学検査

　自律神経系のストレス反応を利用して，精神的ストレスを測定する方法を紹介します。

コラム7：「唾液アミラーゼ」

　唾液に含まれる消化酵素の1つであるα-アミラーゼの濃度（活性）は交感神経系の活性の変化に伴って変動します。その日内リズムを正確に把握するのは困難ですが，朝は低くて午後に上昇し，就寝中は再び低値をとるという変動を示します。唾液腺の機能は加齢とともに低下し，唾液流量などは加齢により低下しますが，唾液アミラーゼについては，乳幼児を除けば加齢の影響は小さく，加齢とともにわずかながら増加すると報告されています。また，唾液アミラーゼ活性の男女差ははっきりせず，精神的ストレスの状態によって変動すると考えられています。
　唾液アミラーゼは交感神経系が亢進すると素早く活性化され，応答時間は1分〜数分と短く，ストレスホルモンの分泌増加反応に比べて格段に反応が速いというメリットがあります。このことから唾液アミラーゼ活性が交感神経活動のバイオマーカーとして測定されるようになり，その計測装置が製品化されています。唾液アミラーゼ活性は，今後，健康な人，心身症，精神疾患などでどのような変化を示すかを測定し，データを蓄積していく必要があります。そうすれば，唾液アミラーゼ活性は，精神的ストレス評価に加え，さまざまな臨床評価に応用される可能性があります。

　自律神経系のストレス反応では，交感神経系の亢進がその特徴ですので，それを検出するための指標として，手掌発汗量（皮膚電気反射，カプセル法），心電図 R-R 間隔変動係数，血圧，指尖容積脈波などがあります。また，筋電図を用いて，筋肉の緊張度の評価を行ったり，中枢神経系のストレス反応として，眼球運動，脳波，事象関連電位，ポリグラフを使用することがあります。

⑤ 酸化ストレスのバイオマーカー

　酸化ストレスとは，"生体の酸化反応と抗酸化反応のバランスが崩れ，前者に傾いた状態" と定義されています。その原因は，酸素よりも酸化力の強い「活性酸素種（Reactive oxygen species：ROS）」が体内で増加するか，ROS を消去する抗酸化系の機能が低下することです。ROS は細胞膜や細胞内の脂質，蛋白質，DNA を酸化して変性させ，細胞傷害物質として働きます。酸化スト

> ### コラム 8：「足のにおいの活用法」
>
> 　ストレスを感じるとコラム 4 に記載したように手のひらに汗をかきます。実は，この時，足の裏にも発汗が起こっているのですが，自覚している人は少ないでしょう。精神的ストレス，緊張，不安などが原因となって手のひらや足底に起こる精神性発汗はサルにもみられる反応で，木を登る際に滑り止めの役割をしているといわれており，ヒトの場合はその名残と思われます。
> 　足の裏の汗を自覚していなかった人も，1 日の仕事が終わって家に帰り着き，靴を脱いだときや靴下を脱いだときに，あの何ともいやなにおいに気づかされることになります。足の裏に汗をかくと靴の中は高温多湿になり，皮膚に常在する雑菌にとっては天国のような環境になるため，どんどん繁殖します。このにおいは繁殖した雑菌の出す物質のせいですが，もとはといえば精神性ストレスが原因であり，そのバロメーターといえましょう。足の裏のにおいがきつい日はそれだけストレスを強く受けた日なので，ゆっくり身体を休めて自分を労わる必要があります。家族の方には鼻をつまんでにおう靴下を洗濯機に放り込む前に，今日はよくがんばったねと労ってほしいものです。友人とアウトドアを楽しんだ日の靴下と，難しい試験に取り組んだ日の靴下ではにおいも違います。私たちの身体はいろんな情報を発信しているので，自らの身体から学ぶことが多いものです。

レス状態にあるかどうかは，ROS が変性させた脂質，核酸，蛋白質，糖の産物を血中，尿中などで測定すると評価できます。たとえば，酸化 LDL（低比重リポ蛋白質），イソプロスタン類，カルボニル化合物，塩基酸化物（8-OH-dG）などで，酸化ストレスのバイオマーカーといわれています。

　バイオマーカーとは，疾患の発症や進展，治療の効果を測るための生化学的指標のことです。精神的ストレスの測定にこれらの酸化ストレスのバイオマーカーが使えないか検討する価値があります。

　また，精神的ストレスにさらされると酸化ストレス状態が起こるのではないかと予測できますが，まだ研究段階であり，エビデンスが出始めたところです。したがって，酸化ストレスのバイオマーカーがストレスマーカーとして実用化されるためには，今後の研究の発展と新たなバイオマーカーの開発が必要です。

表2-3 主なストレス関連疾患

・胃・十二指腸潰瘍	・眼瞼痙攣
・過敏性腸症候群	・円形脱毛症
・本態性高血圧	・メニエール症候群
・狭心症・心筋梗塞	・顎関節症
・心臓神経症	・更年期障害
・過呼吸症候群	・自律神経失調症
・気管支喘息	・神経症
・甲状腺機能亢進症	・不眠症
・関節リウマチ	・神経性食欲不振症
・腰痛症	・反応性うつ病・抑うつ状態
・頭痛（片頭痛，筋緊張性頭痛）	・その他（慢性疲労症候群，不登校，職場不適応症など）

5 ストレス関連障害

ストレスにかかわる疾患には，急性のストレスによって発症する病態もあれば，慢性的にストレッサーにさらされた状態の中で，生活習慣病などとして発症するものもあります。これらを「ストレス関連疾患」（表2-3）と呼び，心理社会的ストレスが発症や経過に強く関連している疾患の総称として用いています。ストレス関連疾患の中には，精神疾患も身体疾患も含まれていますが，下記に述べる心身症は身体疾患に限られます。

（1）心身医学

心身医学は患者を身体面，心理面，社会面をも含めて，総合的・統合的に見ていこうとする医学をいいます。そして，心身相関のメカニズムの研究や心身症の病態の解明を重要なテーマとしています。日本では，1959年に日本精神身体医学会が設立され，1975年に日本心身医学会と改名されました。

心身医学の歴史ですが，第1期は神経症についての心身相関の研究と診療の時期です。第2期はいわゆる心身症が研究や診療の対象になった時代で，第3期の現在は，臨床各科の疾患一般について，心身両面から総合的・統合的に症

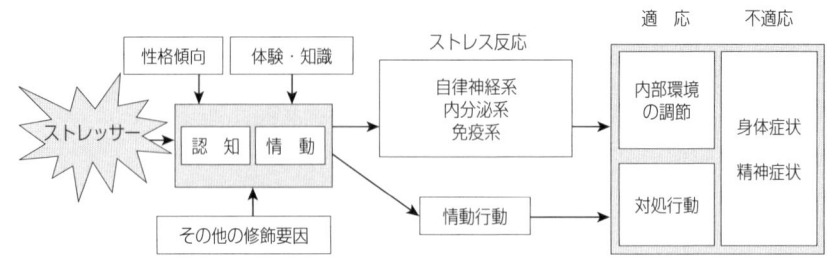

図2-8 ストレスによる身体・精神反応のモデル

状をとらえ，全人的（ホリスティック）な医療を行う方向に発展しています。

（2）心身相関

「病は気から」という言葉があります。こころの不調が身体の病気を起こす，すなわち，精神的な諸問題が身体の状況に影響することを表しており（図2-8），まさに心身相関を言い当てた言葉です。また，相関という言葉が表すように，逆に，身体の状態がこころの状況に影響することも心身相関であり，こころとからだが相互に作用しあうことをいいます。心の働きの主座は大脳であり，特に情動の形成と発現を担っている大脳辺縁系は，大脳皮質や脳幹・脊髄系のみならず，大脳辺縁系の諸部位とも相互に密接な回路網を作っています。このように，こころの機能は，広い意味では大脳皮質，大脳辺縁系，脳幹・脊髄といった脳の全体機能として営まれています。

一方，身体の諸機能を調節している自律神経系や内分泌系の上位中枢は視床下部にありますが，視床下部は大脳辺縁系と密接に関係しています。こころは，自律神経系，内分泌系，免疫系という3つの生体調節系を介して，身体機能に影響する反面，それとは逆にこれらの生体調節系は，こころに大きな影響を及ぼしており，双方向性なのが心身相関であると考えられます。

（3）心身症

日本心身医学会の「心身医学の新しい診療指針」では，心身症とは身体疾患

の中で，その発症に心理社会的因子が密接に関与し，器質的ないし機能的障害が認められる病態のことをいいます。ただし，神経症やうつ病など，他の神経障害にともなう身体症状は除外する，と定義されています。

　一般的に，内科領域の疾患として，下記のような疾患があります。器質的障害とは，臓器や組織に形態や構造の変化が見られる障害のことです。たとえば，狭心症や心筋梗塞などは，冠動脈が動脈硬化という目に見える構造の変化を起こしているので，器質的障害に含まれます。一方，過換気症候群などは，発作時には一時的に呼吸機能が過剰に活発になるために障害が起こりますが，特に，目に見える構造の変化はありませんので，機能的障害に含まれます。

- 呼吸器系：気管支喘息，過換気症候群
- 循環器系：本態性高血圧，狭心症，心筋梗塞
- 消化器系：消化性潰瘍，過敏性腸症候群
- 内分泌・代謝系：糖尿病，甲状腺機能亢進症，摂食障害
- 神経・筋肉系：緊張性頭痛，偏頭痛，書痙など

これら心身症の中で，一般的によく見られる高血圧症，虚血性心疾患（狭心症，心筋梗塞など），心因性発熱について説明します。

① 高血圧症

　高血圧症の大部分を占める本態性高血圧症は，その成因がいまだ不明の疾患ですが，一般的に遺伝の素因と環境因子（食塩摂取，運動量低下，心理的ストレス，低社会的経済状態など）が発症に関与します。環境因子の1つである心理的ストレスと高血圧の関与についてはフラミンガム研究（Markovitz, 1993）で報告されています。この研究では，「不安」という要因が中年男性の高血圧発症を予測する因子であったと報告しています。また，主要な環境因子であるストレスと食塩は相乗効果をもって高血圧を来たしますが，その背景となるのが食塩感受性（食塩の取り過ぎに反応して血圧が上がること）という報告もあります。スト

レスは腎臓に分布している腎交感神経の亢進を起こし，尿中へのナトリウムの排泄を低下させるからです。つまり，ストレスが食塩感受性を高め，血圧を上昇させることが知られており，食塩感受性高血圧患者ではそもそもストレスに敏感であるともいえます。

このように，高血圧の背景因子として心理ストレスが潜んでいることは事実であり，心身医学的な治療が必要とされています。

病院など医療機関で白衣を着た医者や看護師に血圧を測ってもらうといつも血圧が高いのに，家で血圧を測ると，血圧は正常な範囲を示すヒトを白衣高血圧といいます。白衣高血圧は外来受診という精神的ストレスに対する血圧反応性が大きいとも推測されますが，その機序は充分には解明されていません。

② 虚血性心疾患

虚血性心疾患とは，心臓の筋肉（心筋）へ血液を十分に供給できない状態（血流不全）によって生じる臨床症候群であり，狭心症，心筋梗塞，無症候性心筋虚血が含まれます。その基本的な原因は，心臓の栄養血管として重要な冠動脈の動脈硬化であり，そのために，血管内腔が狭くなったところに，血栓形成あるいは攣縮（血管のけいれん）が加わって，心筋への血流不全（心筋虚血）を来たすことで発症します。特に，労作（運動や身体活動）時には心臓の活動も活発になるため，心筋が虚血になりやすく，狭心症などが起こると考えられています。

精神的ストレスが虚血性心疾患の発症を増やすことを再認識させたのは，1995年の阪神・淡路大震災での経験です。震災の直後より急性心筋梗塞による死亡数が急激に増加しました（Ogawa et al., 2000）。また，日常生活中の心筋虚血でも，精神的ストレスが重要な役割をもつことがわかっています。ロザンスキー（Rozanski, A.）らは冠動脈疾患患者を対象とした実験で，公衆の前でのスピーチという精神的ストレス負荷がもっとも高率に心筋虚血を誘発し，精神性ストレス負荷による心筋虚血の多く（83％）は無症候性であると報告しています（Rozanshi et al., 1988）。また，ブルメンタール（Blumental, J. A.）らは日常生

> ### コラム9:「女性は精神的ストレスに強い?」
>
> 　女性ホルモンの一種であるエストロゲンは、ストレス反応を修飾する一因となります。実際、筆者は人工的に卵巣ホルモンを欠乏させた雌ラットを用いて、環境変化によるマイルドな精神的ストレス負荷による血圧や心拍数の増加反応を観察しました。閉経モデルラットにエストロゲン補充を行うと、エストロゲンが欠乏したままのラットに比べて、血圧や心拍数の上がり方が少なくなりました（Morimoto, 2004）。つまり、エストロゲンがあると精神的ストレッサーに過剰な反応を起こしにくくなったのです。これは、動物実験の結果をそのままヒトにあてはめて考えることはできません。ですが、私たちの日常生活では、マイルドな精神性ストレスを繰り返し感じるので、エストロゲンのストレス緩和作用は閉経前女性の、健康維持増進に役立っている可能性があります。女性は閉経前では、過剰なストレス反応を起こしにくいといえるかもしれません。

活中の心筋虚血発作と関連するのは精神的ストレスのみで、運動とは関連がなかったと報告しました（Blamenthal et al., 1995）。

　また、2004年ランセット（Lancet）誌に発表された、急性心筋梗塞と精神的ストレスとの関連を検討したインターハート（INTERHEART）研究によると、社会的ストレスを有する人、抑うつを有する人は、そうでない人にくらべて、1.5倍、1.6倍も心筋梗塞のリスクが高かったそうです。このように、精神的ストレスが虚血性心疾患の発症の大きな要因になっていると考えられていますが、詳細な機序についてはいまだ研究途上にあります。

③ 心因性発熱

　動物などに精神的ストレスを負荷すると、典型的なストレス反応として、体温、脈拍、血圧などの上昇が観察されます。こうした反応は、天敵に狙われるなど、動物が生命の危機に直面した際に、身体能力を向上させて生存に有利に働くという生物学的意義があります。しかし、現代の人間社会では、過剰な精神的ストレスが原因となるストレス関連疾患に苦しむ人が増えています。特に、

ストレスによって慢性的な高体温が続く心因性発熱は解熱剤が効かず，治療が困難となっています。

こうした疾患を生み出す脳内の仕組みはまだ十分には解明されていませんが，精神的ストレスが褐色脂肪組織での熱産生や中枢性の体温上昇に関与しているという研究結果があります。

（4）女性とストレス関連障害──エストロゲンとストレス反応

男性と女性では身体的特徴や生体機能が異なり，行動や思考などにもさまざまな違いがあります。性差を生み出す原因は主に2つあり，1つは，卵巣や精巣からそれぞれ分泌される女性ホルモンや男性ホルモンの違いが関与しています。もう1つは，脳の違いで，胎生期に男児の精巣が分泌する男性ホルモン（アンドロジェン）が脳を男性化させ，アンドロジェンが働かなかった場合，脳は女性化するという，脳の性分化による違いが原因と考えられます。これらの性差は疾患の罹りやすさにも現れます。自己免疫疾患は女性に多く，冠動脈疾患や脳血管疾患は男性に多いのですが，うつ病は男性より女性に多く発症することがわかっています。特に，女性では，閉経期周辺（更年期）に不安・うつなどの精神症状を訴えることが多いといわれます。また，排卵から月経開始までの間にこれらの精神症状が起こることがあり，月経前症候群と呼ばれています。さらに，妊娠中や出産後の女性では，気分障害の発症率も増加します（いわゆるマタニティ・ブルー）。このような女性に特有の精神的問題の発生には，エストロゲンやプロゲステロンなどの卵巣ホルモンが関与していると考えられています。

また，エストロゲンの働きが低下すると，不安・うつの亢進をもたらすと考えられています。一般的に，閉経後の更年期障害に対するホルモン補充療法（エストロゲンとプロゲステロンの併用療法）は，精神症状の改善にも有効であるとされていますが，その効果については必ずしも一致していません。

6 ストレスとメンタルヘルスケア

　精神的ストレスが種々のストレス関連疾患の原因の1つになっていることが明らかですので，これを予防することが大切です。そのための方策として，リラクセーション，ストレス耐性，ストレスマネジメントを説明し，メンタルヘルスケアについて考えたいと思います。

（1）リラクセーション

　リラクセーションの定義は研究者間で違いがありますが，一般的には，ストレス反応を軽減し，元の状態へ回復することであり，心身ともにのびのびとゆったりすることです。あるいは，そのための手法を総称する用語です。リラクセーションには身体的方法と心理的方法があります。

① 自律訓練法

　シュルツ（Schultz, 1932）は，催眠に導入された患者が手足の重感と温感を共通して経験することに注目し，深いリラクセーションを獲得するためには，これら2つの感覚を得ることが必要であり，この訓練方法として自律訓練法を提唱しました。自律訓練法は，心理的なリラクセーションから入り，練習を進めていくにつれ段階的に生理的・身体的なリラクセーションが得られるように構成された心理生理学的弛緩法です。具体的には，決められた言語公式（「気持ちが落ち着いている」「両手両足が重い」「両手両足が温かい」「自然に楽に息をしている」など）を頭の中で繰り返すことで，自己暗示と注意集中を高め心身を緊張状態から弛緩状態へ誘導することを目的としています。

② 漸進的筋弛緩法

　1929年にジェイコブソン（Jacobson, E.）が開発したリラクセーション法です。彼は，緊張とは骨格筋が過度に収縮している状態であり，リラクセーションは

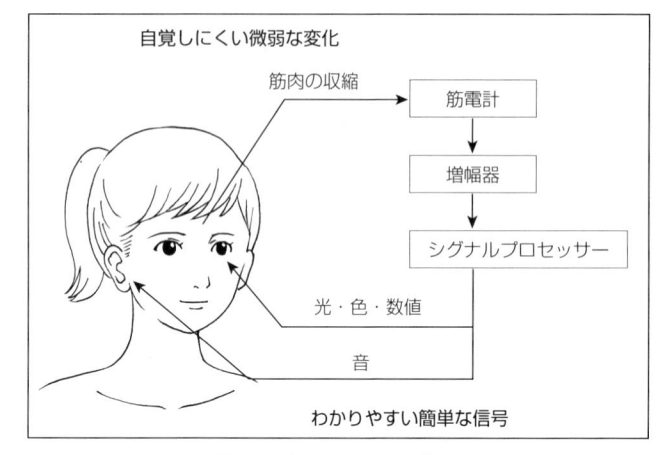

図2-9 筋電図バイオフィードバックの仕組み
出所：石川・瀬尾（監訳）（1999），p36 を改変

骨格筋を弛緩させることで獲得できると提唱しました。漸進的筋弛緩法は，1つの筋肉を弛緩させる訓練からはじめ，最終的には全身の骨格筋を完全に弛緩させ，全身的なリラクセーションを達成します。これができると脈拍数の減少，血圧の低下，呼吸数の減少，皮膚温上昇が生じます。

③ 呼吸法

呼吸を整えることでストレスの緩和をめざすリラクゼーション法の1つです。詳しくは第4章第2節(2)を参照してください。

④ バイオフィードバック

バイオフィードバックとは，通常は知りえない生体の状態を知覚可能な情報として提供し，その制御を可能にする技術と一般的に定義されています。つまり，これまで意志の力では変化させることが難しいとされてきた血圧，心拍数，皮膚温など，自律神経を介する生理的反応や，筋肉の緊張などを，皮膚温センサーや筋電図などを介してメーターや音といった，わかりやすい形にして生体に提示（フィードバック）することによって，意識的にコントロールできるよう

にするものです。

　バイオフィードバックは，自律反応のオペラント条件づけ（たとえば，箱の中のハトがキーを叩くときに餌を出すようにすると，ハトがキーを叩く動作を繰り返すようになること）は可能かどうかという問題提起からはじまりました。すなわち，血圧がある値以下に低下したら報酬を与えると，次第に血圧は下がらないか，という問題意識が自律反応のオペラント条件づけでした。当初は不可能と思われていましたが，1960年代から「可能である」という報告が相次ぐようになりました。血圧値，脳波α波や筋電図によるフィードバックによりリラクセーション効果が見られたため，1970年以降にこうした手法をバイオフィードバックと呼ぶようになりました。

　バイオフィードバックの構成要素は，まず，センサーで生理反応を検出することであり，次にそれを増幅し，コンピューターや電子機器に転送します。そうした情報をあらかじめ設定された値と比較し，わかりやすい信号に変えて被験者や患者に提示します。被験者が何らかの制御を行うことができればその生理反応は変化し，それをセンサーが感知します。そこには，生体と機械をつないだ一巡のループができあがります（図2-9）。

　現在までに，バイオフィードバックの応用で用いられた反応は多岐にわたっており，生活習慣病やストレス関連疾患のようなさまざまな疾患の治療に用いられています。生理反応としては，心拍数，心拍変動，血圧，末梢皮膚温，末梢血流量，特定の脳波，筋電図などが用いられてきました。

⑤ その他
　上記以外にも，身体的方法，心理的方法のリラクセーションがあります。たとえば，ヨガ・気功，音楽療法，芳香療法，温泉療法などがあげられます。

（2）ストレス耐性のための生活習慣

　生活習慣といえば，食習慣，運動習慣，睡眠・休養，喫煙・飲酒などがあげられます。ストレス耐性には個人差が大きいという特徴があり，これには生活

習慣が関与していると考えられますが，科学的な実証データは未だ少ないのが現状です。

① 規則的な生活習慣

一般的には，規則的な生活習慣はストレス耐性を得るのに効果的と考えられています。よく知られるように，自律神経系の活動やHPA系のホルモン分泌には日内変動があり，交感神経は昼間に活動が亢進し，夜間は低下しますが，副交感神経はその逆になります。

また，ACTHやコルチゾールは早朝にピークがあります。不規則な生活習慣はこの日内変動を乱し，心身の不調を招く恐れがあります。たとえば，海外旅行での時差ぼけで経験するような症状です。実際，夜勤があるような交代勤務者では，心血管疾患の頻度が高いことが指摘されています。

これに関連して，睡眠・休養はストレス耐性には欠かせないものです。睡眠が障害されるとコルチゾールの日内変動が消失し，副交感神経活動が減弱し，交感神経活動が亢進します。これらは，ストレス反応の感受性を高めます。

② 運動習慣

運動習慣は前述のように，交感神経系，HPA系のストレス反応を緩和すると考えられます。実際，適度な運動は，虚血性心疾患（心筋の栄養血管である冠動脈の動脈硬化による疾患）の予防に効果的です。その機序として，心機能や糖代謝・脂質代謝の改善，体重減少，血圧低下などがありますが，ストレス反応の抑制や酸化ストレスの軽減もあるといわれています。

また，うつ病患者では運動療法によってうつ症状が改善したと報告されています。さらに，運動とまでいかない余暇活動でも有用性を示す報告がいくつかあります。たとえば，ガーデニングは心血管疾患による突然死のリスクを減らしたなどというものです。

③ 食習慣

　ストレス耐性のための食事としては，一般的な話になりますが，いろいろな栄養素をバランスよく摂取することが大切です。特に，野菜・果物，食物繊維，ミネラル，魚油の摂取を心がけ，動物性脂肪と塩分の取り過ぎに注意することです。

　一方，酸化ストレスは生活習慣病との関連において臨床的にも実験的にもよく研究されています。酸化ストレスを軽減する食事としては，抗酸化物質を積極的に摂取し，逆に酸化物質を制限するのがいいといえます。これまで，お茶や赤ワイン，オリーブ油といった食材が抗酸化作用をもつことが明らかにされ，野菜や果物を多く摂取することによってがんや心血管疾患の発症率の低下を認めたという報告がいくつかあります。一方で，これらの効果が認められなかったという疫学データもあり，結論を出すには早い段階です。

　このように，生活習慣は個人によって異なることから，生活や仕事に沿った適切な指導を医療・保健関係者から受けるといいでしょう。生活習慣改善のためとはいえ，それが原因でストレスをため込まないように工夫が必要です。

（3）心身医学的観点から見たストレスマネジメント

　ストレスマネジメントとは，ストレス反応の軽減やストレス関連疾患への予防を目的とした対応策を意味する概念です。したがって，ストレスマネジメントは健康増進活動の1つと位置づけられます。その基本は一次予防にあり，ストレスが健康に対して悪影響を及ぼさないように，あらかじめ予防することを目指しています。

　ストレスマネジメントの概念の基盤となった理論は，ラザルスとフォルクマン（Lazarus & Folkman, 1984）の心理学的ストレスモデルです。ストレスマネジメントを実践している領域は，医療，職場，学校，地域などさまざまであり，ストレス性健康障害を抱える人だけでなく，一般の健常人に対して，健康維持・増進を目的として，予防的，教育的な活動として広がりをみせています。対象は個人，小集団から大規模な集団まで多岐にわたります。マネジメントの

方法ですが，個人や小集団に対しては，カウンセリングやリラクセーション法の習得など，それぞれのストレス対処能力を高める活動が中心となりますが，ある程度の集団では，その環境要因の調整が不可欠でありその組織の健全化が図られることが求められます。単一の方法を用いてストレス反応を軽減させる場合もありますが，いくつかの方法を組み合わせて働きかけることの方が多いといえます。

① ストレッサーの軽減

まずは，ストレッサーが何であるかを調べる必要があります。それが判明したら，下記のような対応を検討することになります。

- ストレッサーからの回避：学校や職場にストレッサーが存在する場合は，必要に応じて，休学・休職により自宅療養あるいは入院治療を行う。
- 環境調整：学校や職場における環境の改善を行い，状況に応じてクラス替え・配置転換，転校・転職などを行う。
- 人間関係改善：人間関係がストレッサーとなっている場合には，それを改善するための対策を取る。その対策の1つとして，米国の精神医学者バーン（Berne, 1957）によって作られた自己分析・対人関係分析の理論であり精神療法でもある交流分析という方法があります。これは，自己への気づきと他者への交流パターンの分析を目指す方法で，人間関係改善に役立てることができます。

② 認知的評価の修正

ストレッサーの強さよりも個人の受けとめ方や対処行動に問題があり，ストレス反応が生じている場合に有効とされ，以下のような療法があります。

- 心身相関の気づきや洞察をうながす精神療法
- ストレッサーに対する誤った対処行動を修正する行動療法

- ストレスの認知的評価の修正をはかる認知行動療法

③ ストレス反応のコントロール

これまでに述べたようなストレス反応を軽減する方法に加え，心療内科や精神科での薬物療法も状況や病状によっては大変重要です。

- リラクセーション：（第6節　リラクセーションの項目を参照）
- 薬物療法：抗不安薬，抗うつ薬，睡眠薬など
- 社会的支援の発展：（第3節　社会的支援の項目を参照）
- ストレス対処（ストレスコーピング）能力の開発：ストレス反応を低減させたり，増大することを防止するために，問題解決を目指して対策を練ったり，生活習慣を変えたり，考え方や見方を変化させることができる能力を開発することが大切です。

（4）リラクセーションの重要性

以上のように，ストレッサーとストレス反応，ストレス関連疾患について述べてきました。ストレス反応は，まさに生体を危険から守ろうとする生体防御反応です。私たち人類の長い歴史の中で，最大級の精神的ストレスを起こす場面を想像してみてください。それは，狩猟，種族間の戦い，戦争などでしょう。このような場面では，強い精神的ストレスを感じた際に，続いて起こる行動は「闘争か逃走」ではないでしょうか。つまり，生死をかけた「運動」が必要になります。この運動の準備状態を作り出すのがストレス反応なのです。ストレス反応のどれもが，次に続く運動にとって明らかに都合のいい身体の状態を準備しています。思い出してみてください。ストレッサーにさらされると，血圧，心拍数，呼吸数，血糖値，筋血流量が増加し，骨格筋では酸素やエネルギー供給が増えます。また，瞳孔が散大して夜目が利くようになります。

このように，ストレス反応があらわれやすい個体は「闘争と逃走」に強いため，生き延びて，遺伝子を子孫に残すことができたのでしょう。そのため，私

たちはストレス反応が過剰に起こる遺伝的背景をもっているのだと思います。それが，現代社会ではどうでしょうか。現代社会で強い精神的ストレスを感じる場面は，昔と違って，闘争や逃走とは無縁です。じっと，その場に立ち尽くして，上司のお叱りを聞くとか，じっと机に座って試験問題と格闘するといった行為が延々と続くことが多いですね。この時，暴れまわったり，逃げ出したりできないところに現代人の悲劇が生まれるのです。

　折角，身体的には激しい運動に耐えうる準備状態ができているのに手も足も出せないのです。この無駄になってしまった身体の機能の亢進状態を元に戻す必要があり，これこそがリラクセーションの役割です。ですから，運動がストレス解消に大変効果的なのは，理にかなっているのです。大いに身体を動かしてストレス解消を図りましょう。

第3章 こころと脳
―― 精神医学の視点からメンタルヘルスを学ぶ

　ここからは精神医学の視点からメンタルヘルスについて考えます。普通の教科書では，まず「総論」があってその後「各論」に入るのが習わしになっています。けれども，この本では，皆さんに精神医学・メンタルヘルスを体系的に学んでいただこうというよりは，大づかみでイメージをもってもらうことを目的としています。そのため，精神科の病気に全体としてどういうものが含まれるのかという「総論」的な話は第3節で紹介することにして，まず第1節で事例をもとに精神科の病気について考え，続く第2節ではたくさんの精神科の病気の中から1つの病気についてお話しすることにしたいと思います。

1　精神科の病気の複雑さを知る

　まずここで1つの事例を一緒に見ていきましょう。72歳女性Bさんの架空の事例です。

　Bさんは72歳の女性ですが，3年前，長年連れ添った夫をがんで亡くされ，現在は一人暮らし。隣町に住む長男夫婦が週に一度，様子を見に来るという生活です。家族以外とは深い交友関係もない生活でしたので，夫が亡くなった後は，身の回りの家事や身辺の整理をしながらの生活が続いていました。ところが1年ほど前から，元気がなくなり，長男夫婦が訪問してもぼんやりした表情で食事もとっていないことが多くなってきたのです。長男夫婦は心配し，精神科のクリニックを受診させたところ，軽いうつ病でしょう，という診断で，医師からは薬が処方されました。
　薬を飲みはじめてからは，多少は笑顔のみられる日も増えてきたのですが，

しばらくすると今度は「通帳がなくなった」「嫁に財布を盗られた」などの訴えが増え始め，またある朝には，亡くなったはずの夫が「さっきまで家に来ていた」などとおかしなことを言うので，もう一度，長男夫婦が付き添って病院を受診することになりました。記憶や認知能力についての詳しい検査をしたところ，数日前の出来事も不正確にしか思い出せないほどの健忘症がみられたので，医師は，「アルツハイマー型認知症でしょう」と説明し，これまでとは違う薬を処方し，また日常生活の支援のために，介護保険の申請を勧めたのです。

ここまでがBさんの事例でしたが，先に進む前に皆さん自身で，「Bさんの病気の原因は何か？」，できるだけたくさんの可能性を挙げてください。そしてなぜそう思うかも答えてみてください。

（1）脳とこころの関係

この問いは簡単そうに見えるのですが，かなり難しい質問です。なぜなら，この質問に答えるためには，脳とこころの関係について考えることが必要になってくるからです。では，この回答は一度置いたまま，ごく素朴に思いついたことでよいので，次に「脳とこころはどういう関係にあるのか？」について考えてみてください。回答例として，「こころで起きていることのすべては脳に原因がある」などが挙げられるでしょう。

答えは皆さんそれぞれ違ったものになったのではと推測します。というのも，この問いに対しては，こういうことを専門的に考えている哲学者の間でも一致した答えに到達していないのです。

ここで，1つの図を示します（図3-1）。これは，脳とこころの関係を考えるときに，私自身が気に入っている見取り図です。

① Bさんの事例を読み解く──こころの水準

では，メンタルヘルスの専門家はBさんに起きた出来事をどのように読み解いていくのでしょうか。図3-1に従って考えてみましょう。

第3章　こころと脳

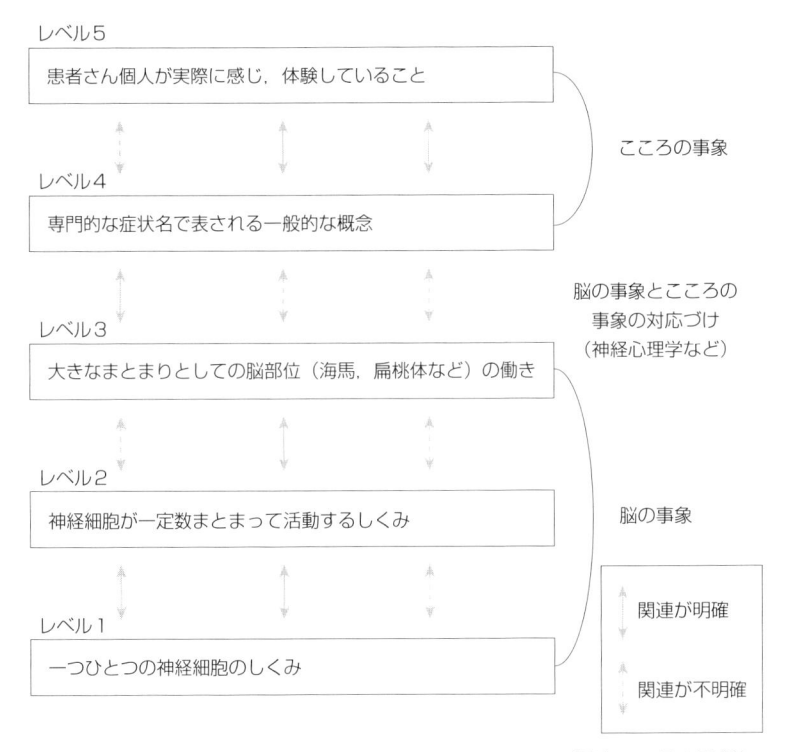

```
レベル5
患者さん個人が実際に感じ，体験していること    ┐
                                          ├ こころの事象
レベル4                                    ┘
専門的な症状名で表される一般的な概念

                                            脳の事象とこころの
                                            事象の対応づけ
レベル3                                     （神経心理学など）
大きなまとまりとしての脳部位（海馬，扁桃体など）の働き

レベル2                                    ┐
神経細胞が一定数まとまって活動するしくみ       ├ 脳の事象
                                          │
レベル1                                    │   関連が明確
一つひとつの神経細胞のしくみ                  ┘   関連が不明確
```

図3-1　こころの病気の原因を読み解く見取り図としての「脳とこころの関係」

　図3-1の一番上，つまりレベル5は，「個人が実際に感じ，体験していること」という水準です。これは，患者さんの生の声，生の体験，生の行動のことです。家族や友人として，私たちがBさんに接するときには，この水準で生の声を聞き，そして，「亡くなった夫がさっきまで家にいたのですよ」という患者さん自身の生の言葉に気持ちを動かされ，夫を亡くされた後の寂しさにきっと共感することでしょう。

　メンタルヘルスの専門家は，このような生の声への共感をとても大切にします。「聴くことの大切さ」は「傾聴」という専門用語によって，面接技法の初歩の初歩として，初学者には教えられるのです。

　ただ，メンタルヘルスの専門家の役割は聴くことだけで終わるわけではあり

125

ません。私たちはこのような生の声から，もっと一般的なものを抽出するのです。Bさんの場合であれば，数年前の夫の死，長男夫婦との関係などの個別的なことはいったん脇に置いて，「健忘症」「物盗られ妄想」といった症状を読み取るのです。ここは専門家の腕の見せどころです。症状をうまく引き出すような質問や，記憶や知能に関する検査を組み合わせて，どのような症状がみられるかを確認していくのです。「健忘症」も「物盗られ妄想」も，こころの出来事ではありますが，患者さんの生の声とは違って，専門的な症状名で表されるような一般的な概念に落とし込まれています。つまり，この時臨床家は，図3-1でいえば，レベル5とレベル4の間をつなぐ作業を行っていることになるのです。

では，このような一般化の作業でこぼれ落ちたものはどうなるのでしょうか。たとえば夫の死や，長男夫婦との関係などのBさんに固有の体験です。それらはメンタルヘルスにとって重要ではないということにはなるわけではありません。それらは，レベル5の最上層の内部で，専門家は自らの共感能力を発揮して理解を試み，治療のヒントを探していくことになります。

「精神病理学」という言葉を聞かれたことのある読者もいらっしゃるかもしれません。この学問はメンタルヘルスにおける方法論の1つですが，今述べたあたりのこと，すなわちレベル5内部のこと，およびレベル5とレベル4の関連性を扱う方法論なのです。

② Bさんの事例を読み解く――脳とこころの架け橋の水準

さて，さらに下のレベルへと降りる作業を試みてみましょう。この患者さんには，「健忘症」や「物盗られ妄想」という症状がみられることが確認されました。ではこれらの症状は，脳とどのように関係するのでしょうか。実際，Bさんの場合，その後，MRIという画像検査を実施したところ，海馬と海馬傍回と呼ばれる脳の領域で目立つ脳の萎縮が発見されました。今日までの記憶研究の成果によって，「健忘症」と呼ばれる症状は，これらの脳部位の働きと密接に関係していることが知られています。そこで，メンタルヘルスの専門家は，

第3章　こころと脳

> ### コラム10：「病気を理解するにはさまざまなレベルの視点が必要」
>
> 　問診や認知検査によって，健忘症（物忘れ）の症状を確認した医師は，次に画像検査を行います（図3-2参照）。また，画像検査の結果，側頭葉内側部（海馬や海馬傍回）に脳の萎縮が著明であることを見出します。脳の中のこれらの領域は，記憶にとって重要な場所であるので，問診で予測した健忘症の所見の裏づけがとれたことになります。そして，このような症状を示す病気として，アルツハイマー型認知症と診断することになります。ただし，脳画像検査では1ミリ程度の細かさまでしか見ることができません。もっとミクロなレベルで，つまり，海馬や海馬傍回の中の細胞一つひとつのレベルで「どういうことが起きているからこうした脳の萎縮が起きてきたのか」については，こうした画像検査だけでは知ることができません。アルツハイマー型認知症で，もっとミクロなレベルで何が起きているのかを知るには，動物実験を含めた，非常にさまざまな研究を積み重ねることが必要となります。
>
> 図3-2　MRI画像検査で発見された特徴的なアルツハイマー病の所見

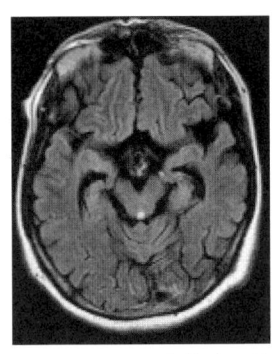

海馬・海馬傍回の萎縮がこの患者さんの「健忘症」の原因である，と推定するのです。レベル4の現象とレベル3の現象の関係が結合されたわけです。「脳」という物質界の現象と「こころ」という精神界の現象がここでつながったことになります。こういう作業にかかわるのが「神経心理学」といわれる，メンタルヘルスにおける大切な分野の1つです。

③ Bさんの事例を読み解く——脳の水準

　ただし，レベル4とレベル3の関係も必ずしもいつもうまくいくわけではありません。健忘症については説明できたとしても，「物盗られ妄想」については，脳のどの領域に問題があって起きてきたのか説明できるでしょうか。MRIなどの脳画像検査をすれば「物盗られ妄想」の原因を特定できるので

第Ⅰ部　総論　メンタルヘルスとは

しょうか。

　実は，現在の精神医学の到達点では，まだ「物盗られ妄想」と脳との関係については，ほとんど何もわかっていないのです。

　さらに，脳の水準といっても，レベルは1つではありません。海馬や海馬傍回にまず萎縮が起きてくることはアルツハイマー病に典型的な経過です。また，アルツハイマー病では，分子レベルの病理や遺伝子レベルの異常が少しずつ解明されてきています。しかし，なぜある分子に異常がある場合に，脳のさまざまな領域の中で，とりわけ海馬や海馬傍回に異常がみられるのか，といったことは明らかでないことのほうが多いのです。つまり，分子レベルのようなミクロ・レベルの病気の仕組みと，脳の領域のレベルのようなマクロ・レベルの病気の仕組みの関係は，明らかでないことのほうが多いのです。

　レベル1から3に示した，これら脳の水準の現象は，患者さんを対象とした研究と同時に動物モデルを対象とした研究を並行して行っていくことが必要になります。メンタルヘルスの専門家は，病気の根本原因を物質の水準で知り，そして根本的な治療をみつけたいと思うわけですから，その中には，神経生理学，細胞生物学，分子遺伝学などと呼ばれる物質レベルの研究に従事している者も多くいるのです。

（2）メンタルヘルスの学問の複雑さと魅力

　さて，こういう話を聞いて，メンタルヘルスの学問というのは面倒そうだなと思われたかもしれません。一つひとつのレベルだけでなく，それぞれのレベルの間の関係も見ていかないと，全体像を捉えることができないのです。

　そういう意味でメンタルヘルスとは難しい学問であるのはたしかですが，その複雑さゆえに，私自身は，この分野の多面性にとても惹かれています。読者の皆さんにも，この本の各章を通じて，同じ感想をもっていただければとてもうれしく思います。

　＊本節は『精神医学へのいざない』（創元社，2012年）から一部抜粋して再構成しています。

2　精神科の病気を事例で学ぶ──具体例としての統合失調症について

　この節では，統合失調症という病気について考えていきます。具体的な話を抜きにして全体の話をしても，専門家でない人には見当がつかないでしょうから，精神科の病気にどのようなものが含まれるかといった話の前にまず，1つの病気，統合失調症についての話をすることにします。

(1) 統合失調症とは

　それでは，統合失調症の理解をすすめるために，また架空の事例の紹介からはじめてみましょう。ちなみにこれまで述べてきた事例もすべて架空の事例です。実在の事例をそのまま紹介したほうが臨場感はあるかもしれませんが，架空事例を紹介するのはプライバシーへの配慮からです。

① 23歳男性Cさんの事例

　Cさんは23歳の男性で大学生です。半年前から大学の授業にも出ず下宿に閉じこもりがちになり，友人との連絡も途絶えるようになっていました。家族が心配して下宿に来てみると，部屋の中は散乱した状態で，独り言を言い続け，また，目つきもおかしいので，家族が何とか精神科まで連れてこられました。

　診察時，Cさんはひどく緊張した表情で，独り言が続き，医師の話しかけには，時々はっと我に返ったように相槌をうつことがやっとの状態でした。しばらく食事も十分にとっていなかったせいか，やせも目立ち，身体の状態も心配なので，医師は入院しての治療が必要と判断しました。Cさん本人は，入院への同意ができない状態だったので，同行した両親が代わって同意しての入院となりました。

　入院後，薬物療法を続けるうちに2週間ほどで，表情も柔らかくなり，落ち着いて会話ができるようになりました。「初めて病院に来たときは頭の中でどんなことを感じていたのですか」と尋ねると，「数名の人が自分の行動につい

> ### ■ コラム11：「精神科の病気の理解のために」
>
> 　精神科の病気について理解するには，病気の定義を書いた堅苦しい教科書を読むよりも，具体的な事例について描かれたものを体感することのほうが，はるかに理解が深まります。そのような教材として，次の映画をお勧めしておきます。
>
> ◎統合失調症について
> 「ビューティフルマインド」（2001年，アメリカ）
> 　キャスト：ラッセル・クロウ，エド・ハリスほか
> 　ストーリー：天才数学者ジョン・ナッシュの絶望と奇跡の半生を描いたヒューマン・ドラマ
>
> ◎自閉症について
> 「レインマン」（1988年，アメリカ）
> 　キャスト：ダスティン・ホフマン，トム・クルーズほか
> 　ストーリー：父親の遺産相続人となった自閉症の兄をお金欲しさに施設から連れ出した弟が旅をつづけ，さまざまな体験をするうちに，本来あるべき兄弟の絆を取り戻していく感動のドラマ

てひそひそ話しているような声が聞こえ」，「自分のことが皆に知れ渡っていて，たとえばＴＶでも自分のことを言われているような気がしていた」，けれども，今では「自分の思いすごしだったのかもしれない」と感じる，とのことでした。2か月の入院ののち，退院となり実家に戻ることになりました。医師，家族，本人の間で話し合った結果，すぐに勉学に戻るのはストレスも大きいだろうとの結論になり，しばらく休学し，外来への通院と服薬を続けることになりました。

② どんな病気？

　さて，ここで示した23歳男性Ｃさんについて，医師が診断した病名は「統合失調症」でした。統合失調症について少し知っている人はその記憶をたどりながら，まったく知らなかったという人は，Ｃさんについての先の文章からイメージをつくってみてください。以下の質問を一緒に考えながら，統合失調症

とはどんな病気なのかについて，イメージをつくっていきましょう。

まず，次の問いに答えてみてください。

問1．統合失調症は，どのぐらいの割合で起きる病気でしょうか？
　　（A．10人に1人，B．100人に1人，C．1000人に1人，
　　　D．1万人に1人，E．10万人に1人）

問2．統合失調症は，男性と女性のどちらで起きやすい病気でしょうか？

問3．統合失調症は，何歳ぐらいで起きやすい病気でしょうか？

(回　答)

　統合失調症という病気の名前は知っている人でも，案外，この3つの基本的な問いに答えられる人は少ないかもしれません。

　これから答えを述べますが，どうか答えを丸暗記しようとしないで，皆さん自身の体感に近づけて理解するようにしてください。丸暗記してもすぐに忘れてしまうでしょうから。

　まず，頻度はおおよそ100人に1人が正解です。最近の調査ではもう少し低い値も報告されていますが，一般の皆さんには大雑把に100人に1人と理解いただいてよいでしょう。では，この数値は高いと思われますか？　低いと思われますか？　もし皆さんが大学生で，クラス制になっていて，1クラスが100名だとしたら，その中の1名という計算です。そう考えると決して他人事ではないということがわかってもらえるかと思います。皆さんの家族や親せき，友人など，ある程度深い人間関係にある人の人数は，個人差はあるでしょうけれども，100名ほどという見積もりはそう外れてはいないでしょう。そうだとすると，その中でこの病気になる人が1名いる計算になるわけです。

　では，男性と女性ではどちらが多い病気でしょうか？　この点についても最近の調査では若干の男女差が報告されているものの，大雑把にいうと男女で差がないと理解いただいて結構です。男性だからこの病気になりやすいとか逆に

131

なりにくいということがないわけです。

　最後に，病気の症状が現れるのは何歳頃でしょうか？　統合失調症は小児期から老年期までかなり広い範囲の年齢で病気が始まることがあるのですが，一番頻度が高いのは20歳代前半です。もし皆さんが大学生だとしたら，ちょうど今頃，あるいは就職してすぐの頃が一番この病気が始まる確率が高いわけです。

　他にも，以下のような問いが出てくるでしょう。「統合失調症の症状にはどのようなものがあるのか？」「統合失調症の原因は何か？」「統合失調症の治療はどのように行われるのか？」「統合失調症は治る病気なのか？」「統合失調症は遺伝する病気なのか？」といったような問いです。かなり難しい質問なので，Cさんの例も参考にしながら一度皆さんそれぞれに考えてみてください。

　それではここから，これらの質問に対する答えを一つひとつ確認していきましょう。

③ 症状と病名

　まず，医学のトレーニングを受けたことのない方々に理解していただきたいことは，「病名」と「症状」は別である，ということです。医師は，さまざまな症状があるかないかを確認して，この症状とこの症状があれば，統合失調症という病名の可能性が高い，という判断をするわけです。患者さんの様子を見て，いきなり，統合失調症という病名を診断するわけではありません。

　そういう意味で，症状の確認は大切です。Cさんの場合には，初めての診察のときには十分に確認できなかった症状があったので，医師は後から聞いてみたわけです。

　「数名の人が自分の行動についてひそひそ話しているような声が聞こえ」という感覚がCさんにあったとのことですが，おそらく現実にはそのようなことはなかったでしょうから，幻の感覚という意味で，このような状態に対して，専門家は「幻覚」という症状の名前をつけているわけです。幻覚のほかにも「妄想」と呼ばれる症状や，「陰性症状」と呼ばれる症状があり，こうした「症

状」が，決まった数以上，一定の期間続くようなら，統合失調症という「病名」で診断する，そうした約束事になっているのです。

ですから，統合失調症という病名から，「統合が失調するというのはどういう意味だろうか？」などとあれこれ連想や詮索をしても，何かがわかるわけではありません。大切なのは「症状」のほうなのです。

ついでに言うと，皆さんは「精神病」という言葉をどこかで聞いたことがあるかと思います。そして，もしかすると何か怖いものといったマイナスのイメージをもっているかもしれません。折角なので，ここで解説しておきますと，「精神病」とは，単に，「幻覚」や「妄想」などの症状が起きている状態，という程度の意味でしかないのです。そういう意味では，統合失調症も「精神病」の1つということになりますが，たとえばアルコール依存症の人に，「幻覚」や「妄想」が現れれば，それも一種の「精神病」ということになります。繰り返しになりますが，「精神病」や「統合失調症」という病名は，ある種の約束事のようなものと考えてもらったほうがよいでしょう。

（2）統合失調症の原因

① 統合失調症に効果のある薬の発見

では，統合失調症の原因は何でしょうか？　現代医学はまだ正確な答えをもち合わせていませんが，1つの有力な仮説が「ドパミン仮説」です。ドパミンとは脳内での情報伝達にかかわる化学物質の1つです。統合失調症の治療の中心になるのは，このドパミンの働きを弱める作用をもつ薬なのです。

研究者が統合失調症の原因がなかなかわからずにいるときに，統合失調症に効果のある薬のほうが先に見つかってきたのです。その薬がドパミンの働きを弱める作用をもっているということがわかったことから，ということは，もともとの病気は，ドパミンの働きが強まりすぎている，ということではないか，という発想に到達したわけです。

ドパミンという物質は，私たちが環境からのさまざまな刺激のうち，その都度の状況の中で私たちにとって大切な特定のものに注意を向けることを助ける

物質です。私たちの生活では，重要でないさまざまな雑音の中に，私たちにとって大切な刺激が隠されています。雑踏の喧騒の中で自分の名前を呼ぶ友人の声が聞こえたら私たちは即座にそこに注意を向けるでしょう。自分にとって大切なそういう情報にうまく注意を向けることは，私たちが生きていく上でとても大切なことです。だから，ドパミンの働きは，私たちにとって欠かせないものなのです。

② ドパミンの働きがコントロールを失うと？

　ところが，もし，普段はしかるべきときに働いているドパミンが，その都度の状況と関係なく働きはじめるとどういうことになるでしょうか。普段は気にとめることもないアパートの隣室の人の咳払いがやけに強く感じられ，もしかするとこれは，隣室の人が自分に嫌がらせをするためにそうしているのではないか，と勘繰ってしまうことになるかもしれません。社員全員に発信されたメールに書かれた定型的な文言が自分へのあてつけであると感じることもあるかもしれません。テレビのニュースキャスターのコメントさえもが，自分へのあてつけである，何らかの暗号である，などと勘繰ることになってしまうかもしれません。そして，それまでは日常的であり何気なくやり過ごしてきた世界が，本人にとっては，とても恐ろしいものに変わってしまうのです。医学的には，こうした状態は，「被害妄想」「関係妄想」などという症状で呼ばれることになります。

　私自身，患者さんに統合失調症という病気について説明をするときに，「注意のアンテナ」が敏感になり過ぎて，普段は気にもとめないようなことを自分に結びつけて考えやすくなった状態，という喩えを使うことがあります。そして，薬を飲む必要性を説明するときにも，敏感になり過ぎたアンテナの感度を少し和らげてあげることが大切です，という説明をしています。

　現代の精神医学では，統合失調症にはドパミン仮説だけで説明できないこともたくさんあります。たとえば，ドパミンの働きを弱める薬を服用していても症状が改善しないことも稀ではありません。そこで第2，第3の仮説も登場し

てきているのですが，それでもドパミン仮説は，有力仮説のうちの1つであり続けているのです．

③ 統合失調症は親の養育態度の問題で起きるのか？

　統合失調症の原因として，ドパミン仮説を紹介しました．統合失調症は，血液検査などの医学的検査で病気の所見が確認できる病気ではなく，現実には聞こえないはずの幻の声が，絶えず自分の悪口を言ってくるように感じる「幻聴」と呼ばれる症状や，何者かに自分が攻撃されているなどといった「被害妄想」と呼ばれる症状が続くなど，患者さんのこころの中に，その症状があらわれてくる病気です．このような病気について，脳内の化学物質であるドパミンの働きの問題としての説明が腑に落ちると感じた読者が半数，腑に落ちないと感じた読者が残り半数，というのが私の予想です．

　統合失調症という病気が，脳の中の物質で説明できるようなものではなく，家庭環境とか，もっとその人の生活に密着した体験が影響しているのではないだろうか，と考える人もきっと多いのではと思うのです．

　では，子どもに対して十分な愛情を注がなかった両親のもとで育てられると統合失調症が起きやすくなるのでしょうか？

　先に結論を述べますと，答えは「ノー」です．その理由は，そうした根拠がないからなのです．

　メンタルヘルスにかかわることは，一般常識と近いことが多く，たとえば，よい睡眠や適度な運動が多くの病気の治療で推奨されています．ところが，統合失調症の原因に関しては，一般の人の多くがもつ常識は間違っているのです．すべてが常識で済むのであれば，メンタルヘルスの専門職や学問など必要もないわけですが，そうでないからこそ，専門性の意味があるのです．

　一般の人がもつ常識と違うことを言うと，患者さんやご家族は驚いてしまい，この専門家はおかしなことを言っているぞと思って，場合によっては不信感をもたれるかもしれません．それでも，専門家が心を強くして，そのような説明を行うのは，正しい説明をして，最も効果的な治療をしないとしたら，そのこ

とは専門家としての責任放棄になってしまうからなのです。

　患者さんのご両親が「私たちが，この子にこれまで厳しくし過ぎたのがよくなかったのでしょうか。両親とも仕事に出ていて，かまってあげる時間も他の親より少なかったと思いますし」と話されたとします。親として，つらい病気の症状に苦しむ我が子を前にして，こういう自責の思いをもつのは，当然のことです。実際には愛情をかけて子育てをされてきた両親であったとしても，こういう思いになるのではと思います。

　専門家は，こうしたご家族に自責の念を背負わせたままで，「今までご両親のされていたことは間違っていましたが，これからは，私が助けになってあげましょう」といった態度で，診療をすることもできないことはありません。きっとそうしたほうが，専門家は負担が軽いかもしれません。しかし，そうすべきではないのです。

④「統合失調症を誘発する母親」仮説

　実は，過去にメンタルヘルスの専門家はこの過ちを犯した不幸な歴史があります。「統合失調症を誘発する母親」という仮説を，多くの専門家が信じ，そういう説明をご家族に伝えてきたのです。

　ある患者さんの家族の声に次のようなものがあります。

　「白血病の子どもの両親が，同情と理解をもって扱われるのに，なぜ，統合失調症の子どもの両親は軽蔑と非難をもって扱われるのか，私たちは理解できなかったのです」(World Congress on Psychiatry in 1977；Harrington, 2012 より筆者翻訳)。

　私はそんなふうに考えたことはない，という方もおられるかもしれませんが，多くの人にとっては，こころの病気は，家庭環境などによって大きく影響されるのは当然，という常識があります。統合失調症に関しては，そんなことはない，というデータがあるにもかかわらず，どうしても，私たちは，そうした常識，直感に引きずられてしまうのです。正しい知識をもち，こうした直感を修

表3-1　統合失調症の治療にかかわるさまざまな職種

```
1．精神科医
2．看護師
3．臨床心理士
4．作業療法士
5．精神科ソーシャルワーカー（PSW）
6．薬剤師
```

正していくことは，私たちが知らず知らずのうちに，周囲の人を傷つけてしまうことを避ける上でも，とても重要なことです。

（3）統合失調症の治療

① 治療はどのように行われるのか？

すでに先回りして，治療については少し述べてしまいました。ドパミンの働きを調整する薬を服用するのです。「薬で治すの？」と驚かれた方もいるかもしれませんが，その通りなのです。

ただ，薬での治療は重要ですが，それが治療のすべてではありません。薬を数か月飲み続けても，残念ながら「幻覚」や「妄想」などの症状が完全に収まらない場合もあります。また，「幻覚」や「妄想」は収まっても「陰性症状」と呼ばれる症状が，長く続くことがあります。陰性症状とは，豊かな感情の表出がみられにくくなったり，意欲が低下し引きこもりがちになったり，といった，目立たないけれども，生活には大きな支障となる症状です。こうした症状が目立つ場合は，治療は時間をかけて長期戦になります。すぐに勉学や仕事に復帰することが難しい場合は，精神科医療機関に併設された「デイ・ケア」（入院ではなく日中に通って，さまざまな活動に取り組む場所）に通所し，ゆっくりと意欲や集中力を高めていくといったことも行われます。

このような治療も行われるので，精神科には，医師だけでなく，看護師，臨床心理士，作業療法士，精神保健福祉士（PSW），などさまざまな職種の者が勤務し，チームとして患者さんの支援を行っているのです。これらの職種がメンタルヘルスの専門家集団なのです（表3-1）。

② 統合失調症は治る病気なのか

　これはいろいろな意味で難しい質問です。けれども，この病気であるということを知った患者さんやご家族からすれば，当然，医師に一番聞きたいのはこの質問でしょう。だから，専門家は，答えを用意しておく必要があるわけです。

　この質問が難しい1つ目の理由，それは，正確なデータをとることの難しさにあります。統合失調症の治療は，最初の入院治療は数か月で終わっても，再発予防なども考えると，多くの場合は数年，数十年と治療が続きます。このような長期にわたってたくさんの患者さんの経過を見ていく息の長い研究は，実施すること自体がなかなか難しいのです。

　ただ，経験的には知られている事実があります。私も医師になってすぐの頃，以下のような経験則を先輩医師から教わりました。

　「3分の1の人は最初の数か月の治療で「幻覚」や「妄想」などの症状がよくなりその後は再発もなし。3分の1の人は「幻覚」や「妄想」などの症状が再発することがあるが，治療のたびにその都度よくなる。残る3分の1の人は残念ながら，再発を繰り返すたびに少しずつ「陰性症状」などの症状が重くなってくる」。

　こういった経験則をもとにすると，たとえばこの病気の症状が現れはじめたばかりの患者さんには，あまりはっきりしたことは言えないわけですから，まずは，いったん最初の症状が落ち着くのを待ってから，治りやすいかどうかを考えてみましょう，という話をします。

　ここで1つ重要な話を補足します。先ほど，家庭環境が悪いと統合失調症になりやすいという仮説は間違っている，という話をしました。これはとても重要なメッセージですので，そのことはこの後を読み進めた後でも「決して忘れないでいただきたい」，と繰り返し念押しした上で，次の話に進みます。

　いったんこの病気がはじまった後は，家庭環境は，病気がよくなるかならないかということに大きく影響してくるのです。統合失調症の治療には，薬の治療と，必要なときには十分な休息・睡眠，そして無理のないペースでの社会参加が必要です。また，この病気になったために，将来への計画や夢のいくつか

が難しくなったとしても，新たに人生を設計し，その意味を見出していく，──そのときには助言や相談できる人が必要です。たとえば，自分自身の頑固な信念・こだわりから必要な薬を子どもから取り上げる親，親の期待した仕事に就けなかったことから子どもを非難し，新しい道を選び取ろうという子どもの努力を認めない親，休息が必要なときに頑固な精神論をもち込んで，病気がいつまでも治らないのは自分の根性が足りないからだと叱咤激励する親，こうした家庭環境は，いったんよくなった病気の再発を助長することが知られています。

ですので，先ほど述べた，「3分の1ずつに分けられる」という，経験則はいかにも運命的で，努力ではどうすることもできないような響きもあるのですが，そうではなく，病気とうまく付き合う本人の力，そして本人を支える人の温かいサポートは，病気の経過を大きく左右するのです。

（4）基本的なことだけでも知っておこう！

次の節で述べますが，メンタルヘルスの専門家が扱う病気は統合失調症だけではありません。統合失調症はそのごく一部です。そのごく一部の統合失調症についてさえ，ここまで述べてきたことだけではまったく足りないほど，ほかにもたくさんの大切な事柄があります。たとえば，遺伝についてはどうなっているのか，という話は割愛せざるをえませんでした。

本当に基本の基本のところだけに絞ったこうした話でさえ，おそらく多くの皆さんには，初めて聞く話だったのではと思います。100人に1人の人に起きる私たちにとって他人事ではないこうした病気について，私たちがこれほど知らないことは驚くべきことです。

この病気について，関心をもたれた方は，是非，以下の参考図書を読んでみてください。漫画ですので，とっつきやすいと思います。

- 中村ユキ（著）福田正人（監修）(2011) マンガでわかる！　統合失調症　日本評論社

3 メンタルヘルスで扱う病気の全体について

(1) 精神科の病気

① 精神科の病気とは

　第2節では，統合失調症という病気について紹介しました。普通は，メンタルヘルスで扱う病気全体を先に述べてから，それぞれの病気について述べるのが，教科書の一般的なあり方なのでしょうけれども，あえて，先に，1つの病気について紹介したのは，こうした分野に馴染みのない人にとって，たくさんの病気の名前のリストをみても，きっと退屈してしまうだろうと思ったからです。

　そういう意味で，1つの病気について詳しく知ってもらった上で，では，他にはどんな病気があるのだろう，という視点でこの節を読み進めていただければと思います。表3-2をみてください。

②「精神科の病気は1つではない」

　DSM-5とは，米国精神医学会が作成した，精神疾患の全体を網羅した診断の手引きです。そこで精神疾患として挙げられているのが，表3-2に書かれた22の病名なのです。

　22個という数は多いと思われるでしょうか，あるいは少ないと思われるでしょうか。実は，この22個のそれぞれは，「〇〇群」という名前がついているように，その中でさらにたくさんの病名が含まれています。

　たとえば，2の「統合失調症スペクトラム障害および他の精神病性障害群」の中を詳しくみてみると，次のようにたくさんの病名が含まれています（表3-3）。

　このように，表3-2の22の病名のグループがそれぞれたくさんの病名から構成されるわけですから，精神科の病気の名前は，数え方にもよりますが，全

表 3-2　DSM-5 による精神疾患の分類

1. 神経発達症群／神経発達障害群
2. 統合失調症スペクトラム障害および他の精神病性障害群
3. 双極性障害および関連障害群
4. 抑うつ障害群
5. 不安症群／不安障害群
6. 強迫症および関連障害／強迫性障害および関連障害群
7. 心的外傷およびストレス因関連障害群
8. 解離症群／解離性障害群
9. 身体症状症および関連症群
10. 食行動障害および摂食障害群
11. 排泄症群
12. 睡眠—覚醒障害群
13. 性機能不全群
14. 性別違和
15. 秩序破壊的・衝動制御・素行症群
16. 物質関連障害および嗜癖性障害群
17. 神経認知障害群
18. パーソナリティ障害群
19. パラフィリア障害群
20. 他の精神疾患群
21. 医薬品誘発性運動症群および他の医薬品有害作用
22. 臨床的関与の対象となることのある他の状態

出所：APA（2013）；高橋・大野（監訳）（2014）より作成

表 3-3　DSM-5 の「統合失調症スペクトラム障害および他の精神病性障害群」に含まれる病名

1. 統合失調型（パーソナリティ）障害
2. 妄想性障害
3. 短期精神病性障害
4. 統合失調症様障害
5. 統合失調症
6. 統合失調感情障害
7. 物質・医薬品誘発性精神病性障害
8. 他の医学的疾患による精神病性障害
9. 他の特定される統合失調症スペクトラム障害および他の精神病性障害
10. 特定不能の統合失調症スペクトラム障害および他の精神病性障害

出所：APA（2013）；高橋・大野（監訳）（2014）より作成

部で数百にもなるのです。
　私自身は，もう少し病名の数は少なくてもよいのかな，という意見をもっているのですが，そのような意見は専門家同士での細かな議論の際に述べることにしています。ここでは，むしろ，精神科の病名がもっともっと少ないと思っている人，あるいはもっともっと少ないほうがよいと思っている人への反論として，病名の数はある程度あったほうがよいという話をしようと思います。
　これは私の推測ですが，一般の方の多くは，精神科の病気はもしかすると「1つ」だと思っている方もいるのではと考えています。
　そんなことを言われると，読者の皆さんは，きっと反論されるでしょう。「うつ病，統合失調症，自閉症，ほらもう3つも病名が言えたよ，「1つ」などとは思っていませんよ」，というようにです。
　ただ，知識として病名をいくつか列挙できたとしても，無意識にこころに沁みついた体感として，精神科の病気は「1つ」と思っている人が多いのではないかと私は疑っているのです。私は精神医学が専門ですので，専門外の人からよく次のような質問を受けることがあります。

③ 精神科の病気に「一般論」は通用しない
　「精神科の病気ってそもそも……ではないのでしょうか？」
　「精神科の患者さんって決まって……ではないのでしょうか？」

　「……」のところには「遺伝が原因」とか「親子関係の問題」といった言葉が入ります。しかし，このような質問を聞いて，私はいつも困ってしまうわけです。なぜなら，精神科の病気といっても，さまざまなので，こういった質問には「……」のところにどのような言葉が入ったとしても，そもそも，「精神科の病気」や「精神科の患者さん」がどのようなものであるかについて，それをひとまとめにして答えることなどできないのです。
　たとえば，第2節で述べた話を思い出してください。「親の養育態度によって，子どもが統合失調症という病気になりやすくなる，という証拠はない」と

いう話をしました。これは，一般の人の誤解が著しいので，しつこいと思われるのを覚悟して，「決してそんなことはないことを忘れないでいただきたい」と述べた上で，話を進めます。では「親の養育態度によって，子どもが〇〇という精神科の病気になりやすくなる，という証拠はないか」と聞かれると，それは，〇〇に何が入るか次第になるわけです。たとえば上の分類の「解離症群」とされている一群の病気は，親から無視をされたり，虐待を受けた子どもで頻度が高くなることが知られています。

④ 知識を深めることで，病気に対するイメージを変える

　少し話が脱線気味かもしれませんが，私がここで言いたいのは，「精神科の病気」をひとくくりにして，何かを語る，ということはできない，というのが，病名がたくさんあることが意味しているところだということです。

　病名が違えば，病気の原因もまったく違ってきますし，効果のある治療法も変わってきます。この点で専門家向けに書かれた本は，一般の人には誤解を招くこともあります。専門家の間では，たくさんの種類の病気があるということは，今日，言うまでもない暗黙の前提になっているので，専門家向けの本では，ある病気と別の病気には似たようなところがあってはっきりと分けることができない，ということが強調されていることがあります。たとえば，統合失調症と自閉スペクトラム症は連続している，という意見が主張されることがあります。それはたしかにそうで，どちらの診断とも判断できないような中間的な症状を示すような人がいることもあるのですが，もっと大局的な視点で精神科の病気全体を見たときには，精神科の病気はたった1つではなく，いくつにも分かれている，ということを知っておくことが大事なのです。

　精神科の病気が1つではない，ということは一般の人にとって何を意味するのでしょうか。

　たとえば，ある新聞報道で，何らかの事件の加害者になった人，あるいは被害者になった人が，「精神疾患」をもっていたことを知ったとしましょう。そのときに，たとえばコメンテーターが次のように言うことは「間違い」という

ことになります。

「この人は，こころの病をもっていたから，このようなことになったのでしょうか？」

一方で，次のように考えることは「間違い」ではありません。

「この人は○○という精神科の病気をもっていたから，その病気の△△という特徴によって，このようなことになったのでしょうか？」

たとえば，統合失調症という病気により，自分を攻撃する幻聴に左右されて，自殺を試みる人もいます。あるいは，ある種のパーソナリティ障害のために，他者の苦しみが理解できず凶悪な犯罪におよぶ人もいます。つまり，精神科の病気は，社会で注目されるような不幸な出来事に関係することも時にあるのですが，それは，「精神科の病気は一般に……である」ということではなく，「ある病気はこういう特徴があるので……ということを起こす場合がある」という関係にある，というのが正確なのです。

一般の皆さんにとって，もちろん数百もある精神科の病気の特徴をすべて知ることは困難でしょうし，その必要もないと私は考えています。ただ，それでも理解していただきたいのは，精神科の病気はひとまとめにして語ることができるものではなく，さまざまな病気があって，それぞれの病気で原因や症状や治療法が根本的に異なってくることもある，ということです。これは私の個人的見解ですが，ある程度細かい知識をもつことは，病気に対する負のイメージ（スティグマ）の克服にとっても大事ではないかと考えています。

（2）「精神科の病気」の簡単な紹介

では，折角ですので，皆さんに，精神科の病気のいくつかについて，ごくごく簡単に紹介しましょう。ここからは表3-2と見比べながら，読み進めてください。

① 神経発達症群／神経発達障害群

「神経発達症群／神経発達障害群」の章に入っている病名の代表は，「自閉スペクトラム症」です。序章のところで，人には「心の理論」と呼ばれる能力が

備わっているけれども，この力が弱まると「他者の視点に立つ力」が困難になる場合がある，ということを話しました。発達早期から対人的コミュニケーションに大きな困難がある状態は，「自閉スペクトラム症」と呼ばれています。あえて大雑把な言い方をするならば，これまで，自閉性障害，アスペルガー障害などと呼ばれてきた状態を1つにまとめた病名です。

日本では行政用語としての「発達障害」という言葉がよく使われていますが，自閉スペクトラム症は「発達障害」の代表です。以下で述べる「精神遅滞（知的能力障害）」を合併しない場合には，就学期に入ると，学業そのものの問題よりは，対人コミュニケーションの問題が不適応の原因になります。前の節で紹介した統合失調症の場合とは異なって，薬物療法は行われることがあったとしてもあくまで補助的な効果しかありません。最も大切なことは，障害がもたらす生きにくさを本人がもっていたとしても，そのような面をもちながらその人らしく生きていく，そういう道を見つけていくことにあります。そのためには，本人や家族だけでなく，周囲の多くの人たちの自閉スペクトラム症に対する正しい理解とあたたかい見守りが必要となってくるわけです。

この章には，他にも発達早期に始まるいくつもの病名が含まれています。たとえばこれまで「精神遅滞」と呼ばれてきた「知的能力障害」や，ADHDという略称でも知られる「注意欠如・多動症」などがこの章に含まれます。

「統合失調症スペクトラム障害および他の精神病性障害群」については，本書の第2節で詳しく紹介しましたのでここでは省略します。

② 双極性障害とうつ病

続く「双極性障害および関連障害群」と「抑うつ障害群」は，気分に関する病気です。双極性障害は，昔，躁うつ病と呼ばれていた病気のことで，気分が高揚し活動が過剰になる躁の時期と，気分が沈み喜びの感情が失われるうつの時期の両方が，1人の人に起きる病気です。一方，「抑うつ障害群」の代表であるうつ病は，うつの時期だけが起きてくる病気です。双極性障害とうつ病を

別々の病気に分類する最大の理由は，効果のある薬がそれぞれで違っているからなのです。

「うつ病」はメンタルヘルスの専門家が，診断に迷うことが多い病気です。なぜなら，勉学や仕事や人間関係がうまくいかないとき，気分が落ち込むのは当たり前のことだからです。こうした人たちに対して，「そんなものは病気ではない」と一括りにしてしまうことは大変危険なことです。適切な薬での治療と一定期間の休息をとれば治っていたはずの人が，治療を行わなかったために，たとえば，自殺など，最悪の結果に結びついてしまうことがあるからです。一方で，「気分が落ち込みます」という相談があればすべて自動的に「うつ病」と診断し，薬を出すことも問題です。人は成長し生きていく中でさまざまな困難にぶつかります。自分の能力の限界を知り，就こうと思っていた仕事とは別の道を選ぶこともあるかもしれません。受験の失敗や失恋，あるいは健康上の問題など，思いのままにならないことも多々あるかもしれません。そうした状態をすべて「うつ病」であるとしてしまうのはさすがに行きすぎです。

メンタルヘルスの専門家を悩ませるのは，ここまでは普通の悩みでここからは病気である，と教えてくれるような簡単な検査方法がないことです。そのため，この線引きは，ある程度までは，診断する専門家の主観・裁量にゆだねられている面があります。それでも専門家は，過剰な診断，過小な診断のそれぞれによる不幸な事態を防ぐため，自らの知識や経験を総動員して，この判断を行っているのです。

③ 不安症，強迫症，ストレス因関連障害

続く，「不安症群／不安障害群」，「強迫症および関連障害／強迫性障害および関連障害群」，「心的外傷およびストレス因関連障害群」のDSM-5の3つの章には，皆さんに身近な病名がいくつも含まれています。

不安症群に含まれる「社交不安症」は，たとえば結婚式でのスピーチなど，人前で何かをすることに強い苦痛を感じる病気です。このような状況を避け続けるために，生活の幅が狭くなり，家に閉じこもりがちになると，結果的に，

先に述べた「うつ病」を併発することもあります。

「強迫症および関連障害／強迫性障害および関連障害群」の代表は「強迫症」です。たとえば，外出時にガスの元栓を閉めたか鍵をかけ忘れていないか，などが心配になって，確認のために何度も家に戻ったりするため，家を出るのに1時間かかる，などといったことが起きているとしたら，この病気が疑われます。

「心的外傷およびストレス因関連障害群」の代表は，心的外傷後ストレス障害です。アルファベットの略称でPTSDと呼ばれる病気です。たとえばたくさんの人命を奪うような災害に居合わせれば，誰であれ著しい恐怖を感じ，精神的な不調が続きますが，そのような不調が1か月を超えても続いているようならPTSDの診断の可能性が出てきます。

④ 身体に現れるメンタルヘルスの病気

続く「解離症群／解離性障害群」「身体症状症および関連症群」「食行動障害および摂食障害群」「排泄症群」は，メンタルヘルスの問題が身体に現れた状態とまとめることができるかもしれません。

「解離症群／解離性障害群」に含まれる「解離性健忘」という状態は，この分野の専門家であっても初めて診察したときには，驚きを禁じえない状態です。重症な例になると「自分が誰かわからない，自分の名前も，どこの出身かも，両親が誰であるかも，全部わからない」と患者さんは言うのです。こうした症状がある日突然起きるので，たとえば外傷などによって，脳に大きな傷ができたのではと疑ってしまうのですが，脳にはまったく異常がありません。家庭や職場などで耐え難いほどのストレスがあり，それが原因であったということが後になって判明することがあります。

「身体症状症および関連症群」の中に，「病気不安症」という病名があります。これはこれまで「心気症」と呼ばれてきた病気です。自分が何か重大な病気（がんや重い感染症など）である，という確信をもって病院の受診を繰り返し，精密検査を次々に要望する人もいます。検査の結果は陰性，つまり病気の証拠がない，という結果を示されても納得できず，めまいや吐き気など身体の微妙

な徴候によって不安を煽られ，学業や仕事など日々の生活を普通に送ることも難しくなってくることもあります。

　「食行動障害および摂食障害群」に含まれる代表的な病気が「神経性やせ症」です。神経性食欲不振症とか拒食症とも呼ばれてきた病気で，本人が必要以上にカロリーを制限し，体重が増えることを極端に恐れるため，命にかかわるほどの病的なやせが生じることもある病気です。一方「神経性過食症」と呼ばれる病気では，食べることが我慢できないという感覚を伴って大量の食事を短時間に摂取し，その一方で，体重の増加を防ぐために自己誘発性嘔吐などを繰り返します。

⑤ 睡眠―覚醒障害群

　睡眠障害も，精神の病気のリストの重要な一角を占めています。最もよく知られているのは「不眠障害」，つまり不眠症のことです。不眠症の治療として，一般に思いつくのは，睡眠薬ですが，ただ，睡眠薬の使用には，あとで「物質関連障害および嗜癖性障害群」のところで述べるように，睡眠薬への依存の危険があります。そのため，メンタルヘルスの専門家は，睡眠薬を処方するとしても，睡眠薬以外で不眠症の改善に役立つようなさまざまな方法についての知識を提供するのです。

　また，その睡眠障害がどのタイプであるのかの判断も大切です。「概日リズム睡眠―覚醒障害」と呼ばれる病気は，いわゆる，早寝早起き，遅寝遅起きが極端になってしまい，授業に出席できない，仕事に遅刻する，など日常生活に著しい障害が出る場合を指します。こうした場合には，睡眠時間の長さではなく一日のリズムが問題なので，「不眠障害」とは違った治療が必要になってくるのです。

⑥「性」に関する病気

　DSM-5 では，「性」に関する病気は 3 つの章に分かれています。すなわち，「性機能不全群」「性別違和」「パラフィリア障害群」の 3 つです。「性機能不全

群」には，たとえば「射精遅延」などのように性機能（sexual function）に関するいくつかの病気が含まれます。これに対して，「性別違和」とは，自分自身に公に与えられた性別（gender）に対する違和感を特徴とします。生物学的な機能としての性機能と，性別に対する意識を分けておくことはとても大切なので，これらは別の章に分類されているわけです。

ちなみに「性別違和」という用語は皆さんに馴染みがないと思います。なぜなら，この言葉は DSM-5 日本語版が出版された2014年に初めて導入された言葉だからです。これまでは性同一性障害という名称で知られていました。

DSM-5 のリストの少し下のほうにある「パラフィリア障害群」も，ある意味では「性」に関係しますが，「性機能不全群」とも「性別違和」とも異質な病名が含まれます。「小児性愛障害」，「フェティシズム障害」など異常な性的嗜好と関連した病気がここに含まれることになります。

⑦ 薬物使用と関係した病気

DSM-5 の「秩序破壊的・衝動制御・素行症群」は後回しにして，「物質関連障害および嗜癖性障害群」に進みましょう。

一般の人にとって，「物質」というと何のことかピンとこないと思います。ただ，医学用語としては，アルコール，大麻，コカインなど，身体やこころに有害であるけれども，それを摂取したいと思う欲求に耐えられなくさせるような，そういうもののことを指します。

「物質関連障害および嗜癖性障害群」の中にはどのような病名が含まれるでしょうか。「アルコール使用障害」はその代表です。禁酒をしようと再三努力していても飲酒がやめられず，年々飲酒量が増え，深酒のあと，翌日の授業や仕事に遅刻する，など日常生活を脅かすようになった場合，「アルコール使用障害」という病名の可能性が高いことになります。つまりアルコールという物質に精神的あるいは身体的に依存している状態に陥っているのです。一般には，こうした状態を「アル中」などと呼びますが，医学的には「アルコール中毒」というのはろれつもまわらず千鳥足のような，その時点でひどく酔っている状

149

態を指す，別の病名です。

　アルコール以外では，大麻，幻覚薬，コカインなどの非合法な薬物がここに含まれます。また，医薬品である睡眠薬なども使い方を誤ると，それらの物質への精神依存，身体依存の状態へと陥ることがあります。先に「不眠障害」のところで，睡眠薬の使用は注意深く行われることが必要と述べたのはそのためです。

　あと，忘れてはならないのは，「たばこ」です。愛煙家であれば，禁煙がいかに難しいかは自身で体験しているでしょう。

⑧ 認知症

　この章の導入として，第1節ではアルツハイマー型認知症の事例を紹介しました。アルツハイマー型認知症を含め，さまざまな認知症が，「神経認知障害群」の章に含まれています。この章に入っている病気には，他の章とは異なる1つの特徴があります。一般に精神科の病気は，血液検査や脳の検査で，検査所見が出ないことがほとんどで，基本的には，患者さん本人やその状態をよく知る家族への医師による問診によって診断を決めるのですが，認知症の場合には，客観的な所見が診断に非常に有用なのです。

　第1節に示した事例でも医師は，丁寧な問診を行った上ではありますが，MRI画像検査を行って，アルツハイマー型認知症に特徴的な所見があることを確認していました。その結果，医師は，自らの診断を確信することができたのです。

　この章に含まれる病気は，高齢になるほど頻度が増えてきます。日本はいよいよ超高齢化社会の時代に突入しつつあります。そのため，高齢者のメンタルヘルスを専門とするような医療や福祉の専門家がますます求められてきているのです。

⑨ パーソナリティ障害群

　人間は誰でもその人なりの性格（パーソナリティ）があります。内気な人もい

れば社交的な人もいます。いろいろな人がいるからこそ社会は面白いわけであり，それぞれの性格の人が適材適所で社会に貢献していけばよいわけです。

ところが，その性格の偏りが著しく，そのことが本人あるいは周囲の人への大きな苦痛を引き起こしている場合，パーソナリティ障害の病名に該当することになります。

「境界性パーソナリティ障害」という病名はメンタルヘルスの専門家でなくても聞かれたことがあるかもしれません。本人にとって重要な他者との間の対人関係において，その人から見捨てられることへの著しい不安，理想化とこきおろしという両極の態度を揺れ動くこと，自傷行為の繰り返しなどを特徴とします。DSM-5では，境界性パーソナリティ障害を含め，全部で10のパーソナリティ障害が掲載されています。たとえば，「反社会性パーソナリティ障害」という病名があります。違法行為を繰り返し，繰り返し嘘をつき，そうした自分の行為に対して無責任で良心の呵責を欠いているとき，この病名が疑われます。

子どもはあらゆる面で成長過程にあり，そのパーソナリティも成長するうちに形成されていくので，パーソナリティ障害は基本的には成人に近づいた頃から，そうした診断にあてはまるかどうかを判定することになります。

ただ，子どもの場合でも，上述の「反社会性パーソナリティ障害」と似たような状態を示すことがあります。子どもは一般に，さまざまなルール違反をしながら，親や教師に叱られ，次第に社会人へと成長していくので，多少の違法行為，ルール違反で精神科の病気と判定されることはありません。しかし，それでもその度合いが過ぎている場合には，DSM-5の第15章「秩序破壊的・衝動制御・素行症群」の中の「素行症」の診断に該当する可能性が出てきます。恐喝，凶器を使用した暴力，小動物に残酷な危害を加えること，などといったことが繰り返されているようだと，「素行症」の診断が疑われるわけです。

（3）精神科の病気は多様である！

さまざまな病名について長々と述べてきた上で，最後に述べるのも変なのですが，メンタルヘルスの専門家を目指すわけでない一般の方には，こうした病

151

名の細かいところまでを理解したり記憶したりしていただく必要はありません。ただ，こうしたリストを列挙することで理解していただきたかったことは，精神科の病気が実にさまざまであるということです。

そしてこれらの病気の多くは，頻度が高い病気です。統合失調症の場合100人に1人という見積もりを挙げましたが，うつ病でははるかに頻度が高くなります。アルツハイマー型認知症では，若い人では頻度は低いですが，歳をとると指数関数的に病気が生じる確率は高くなってきます。

メンタルヘルスを専門としない皆さんにとっても，人生のさまざまな場面で，自分の問題として，あるいは自分にとって大切な人の問題として，精神科の病気と向き合わねばならないときがきっと出てくるはずです。

その時に，精神科の病気にはこうしたさまざまなものがあったという話を思い起こしていただき，そして，「精神科の病気とはそもそも……だろうか？」などといった漠然とした発想ではなく，「今，自分が目にしている状態は……という状態だから，精神科の病気のリストの中のどのあたりに該当するのだろうか」，「その場合どのような専門家に援助を求めればよいのだろうか」という発想で，その都度の問題に臨んでいただければと思います。

一方，本書の読者の中にはメンタルヘルスの専門家もいらっしゃると思います。それぞれの専門家は，通常，メンタルヘルスという広大な分野の中でさらに細分化された分野で仕事をしています。その場合，専門家が陥りやすいピットフォールは，自分が日頃実践しているサブスペシャリティ（専門分野の中のさらに細かい専門分野）が，メンタルヘルス全体であるとうっかり勘違いしてしまうことにあります。すなわち，木を見て森を見ずということになってしまうわけです。それぞれのサブスペシャリティにおいて，高度に専門化された知識や技能を発揮していくことももちろん大切ですが，時には俯瞰的な視点から，メンタルヘルス全体を眺めてみることも大切ではないかと，それは私自身への自戒も含め，感じています。

第Ⅱ部
領域別メンタルヘルス

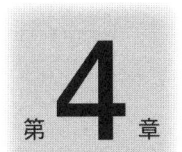

第4章 産業領域における職場のメンタルヘルス

　ここから第Ⅱ部では，メンタルヘルスについてそれぞれの領域別に考えていきます。こころの健康を維持していく現場での取り組みにおいては，それぞれの領域によって特徴的な現象が起こります。そのため，それらに対応できるようさまざまに工夫され，理論が構築されています。その領域に身を置く人にとって，領域別に示された理論は，その領域では基礎的で重要なものになります。

　第Ⅱ部では，より現場に即したメンタルヘルス対策を知るために，領域別にメンタルヘルスを学んでいきましょう。この章では，産業領域に関するメンタルヘルスについて取り扱います。

1　職業性ストレスとメンタルヘルス

(1) 職業性ストレスとは

　職業をもつことで，より充実した社会的生活を送ることができると考えられます。そのため，職業は人生にとって非常に重要な要素です。本章では，その職業生活におけるメンタルヘルスについて理解することによって，自分の精神的健康に目を向け，向上させることが目的となります。

　厚生労働省平成24年労働者健康状況調査では，職業に就いている人の60.9％は現在の仕事や職業生活に関することで強い不安，悩み，ストレスと感じる事柄があると報告しています（厚生労働省，2012）。そのストレスの内容は，職場での人間関係，雇用の問題，賃金，超過勤務の問題など多岐にわたります。このような職務上発生するストレッサーおよびストレス反応を職業性ストレスと呼びます。

表 4-1 ディストレスの徴候

心拍，動悸への自覚
息切れ，咽のゴロゴロ，早く浅い呼吸
口の渇き，胃の「蝶形」紅斑，消化不良，吐き気
下痢，便秘，胃腸内ガス貯留
とくにあごの，全般的筋緊張，歯を噛み締める
拳を握り挙げる，肩こり，全般的筋肉の痛み，痙攣
落ち着かない，過活動，爪噛み，指ならし，足ゆすり，手をふる
疲れた，だるい，疲れ切った，睡眠困難，めまいの感覚，頭痛
風邪のような病気になる
特に手のひらと上唇の発汗，ほてりの感覚
手足の冷え
頻尿
過食，食欲不振，喫煙量増加
アルコール消費量の上昇，性的関心喪失

出所：Gregson & Looker (1996)；松田（訳）(2002)

　現代の職業生活は，ストレスに満ち溢れています。特に悪質な企業はブラック企業と呼ばれ，賃金の未払いや超過勤務などで従業員を酷使することによってさまざまな精神的疾患の罹患や，最悪の場合バーンアウト（燃え尽き症候群）による自殺などが発生しています（第5章参照）。こうした問題の解消においては，組織に対するメンタルヘルスの知識が重要になります。

① 職業性ストレスによる影響

　このストレスによって私たちはどのような影響を受けているのでしょうか。ストレスを辞書で引いてみると「精神的緊張・心労・苦痛・寒冷・感染などごく普通にみられる刺激（ストレッサー）が原因で引き起こされる生体機能の変化。一般には精神的・肉体的に負担となる刺激や状況をいう」と定義されています（ストレスの定義については第2章を参照）。人は，いくつかの危機を乗り越えるために「闘争─逃走反応」と呼ばれる危機に対応できる状態になります。セリエ（Selye, 1956）は生体の維持が危うい状態になったとき，ホルモンの分泌を活発に行うことで心拍や血圧の上昇や筋緊張が起こり，その危機を乗り越えようとすると指摘しました（第2章参照）。その危機がすぐに解消された場合

表4-2 ディストレス関連疾患例

・冠動脈心臓疾患(狭心症)	・過敏性大腸炎
・過緊張(高血圧)	・頭痛
・脳卒中	・糖尿病
・偏頭痛	・がん
・消化不良	・リューマチ関節炎
・胸やけ	・アレルギー
・胃・十二指腸潰瘍	・喘息
・潰瘍性大腸炎	・流感とインフルエンザ

出所:Gregson & Looker (1996);松田(訳)(2002)

は問題にならないのですが,長期的に維持されると,肩こりや頭痛などの身体的変化,イライラや抑うつ的気分などの心理的変化を伴い,精神的健康が損なわれます。これを汎適応症候群(GAS)と呼び,さらに重篤化すると「ストレス関連疾患」に進行します。現代社会を生きる人は慢性的にストレスにさらされることが多く,そのストレス状況になかなか気がつかない場合もあります。

身体疾患に影響を与えている心理的要因の1つにストレス関連生理学的反応があります。この心身の反応を「ストレス反応」と呼び,精神,身体,行動にいろいろな形で影響を及ぼすといわれています(表4-1)。これらの例として,潰瘍,高血圧,不整脈,または緊張性頭痛がストレスによって悪化することが示されています(DSM-IV-TR;APA, 2003)。こころとからだからのメッセージにどのように向き合うのかが,ストレスを解消するために必要です。そしてこの徴候を見逃さないことが重要になります。

また,ストレスと関連が強いとされている疾患を「ストレス関連疾患」と呼び,心理社会的ストレスが疾患の発病や病状の経過に関与するとされています。グレッグソンとルッカーは「究極のストレス反応の作用は,健康とウェルビーイングに影響を及ぼす。たとえば,長期にわたってのストレス反応過剰活性化や,ストレス反応の頻繁かつ集中的な活性は,明らかに何らかの点で身体器官とシステムの過剰刺激を引き起こすであろう」と指摘しています(Gregson & Looker, 1996;松田(訳), 2002)。それらの代表的なストレス関連疾患には,表4-2のような多岐にわたる疾患名があげられています。ストレスをため込む

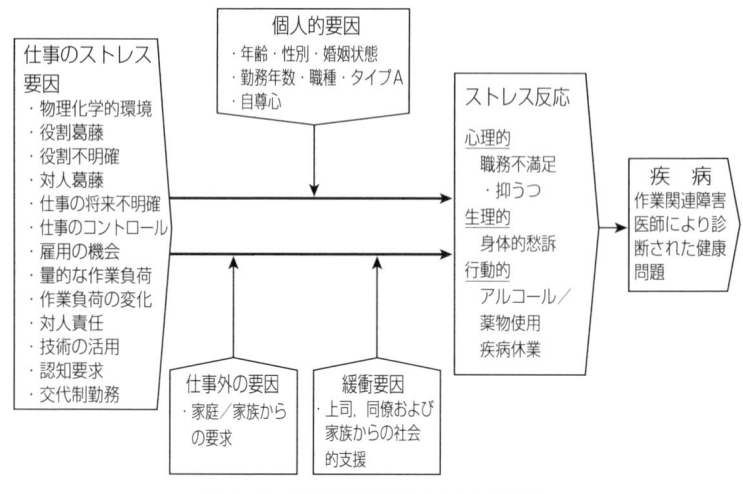

図4-1 NIOSH 職業性ストレスモデル

出所：川上（1999）

ことによるリスクを自覚する必要があります。

　ストレスが及ぼす心身への影響については，精神疾患の診断においても重要視されています。『精神疾患の診断・統計マニュアル 第5版』（DSM-5）では精神疾患・発達障がい・パーソナリティ障がいの重症度を判定する多元的診断（dimention diagnosis）が行われるのですが，その中で最もストレス要因と関連しているものとして，人生の不幸な出来事，環境的な困難または欠如，家族的または他の対人関係上のストレス，社会的支持または人的資源の不足などの心理社会的および環境的問題をICD-10-CM（WHOによる国際疾病分類第10版）においてZコードで記載することになっています。このように，精神疾患を診断する上でも，これらの影響を無視できるものではないことを示しているのです。

② 職業に関するストレスモデル

　このようなストレッサーやストレス反応を整理し，職業に関する総合的なストレスモデルを提示したものが，アメリカ国立職業安全保健研究所（NIOSH；the National Institute for Occupational Safety and Health）の職業性ストレスモデル

です（図4-1）。このモデルの特徴は，物理化学的環境や役割葛藤，雇用の機会などの仕事のストレス要因が，年齢，性別，職種，性格などの個人的要因や家庭・家族などの仕事外の要因，上司や同僚からの社会的支援である緩衝要因によって影響を受けながら，心理学的・生理学的・行動的なストレス反応に影響を与えていることを示しています。また，ストレス源にあたる「仕事のストレス要因」の内容として，物理化学的環境などの物理環境や，役割葛藤や対人葛藤などの心理学的要因，雇用の機会や交代制勤務など社会的要因などのさまざまな要因が示されています。

　なお，第2章でも触れられていましたが，ストレスについて身体的あるいは心理的に有用であるポジティブな面と，悪影響を及ぼすネガティブな面を強調する際，ポジティブなストレスを「ユーストレス」，ネガティブなストレスを「ディストレス」と区別します。この区別は，まったく刺激のない状況でもストレスを感じるという事実や，ストレスとなっている出来事を乗り越えることで達成感や充実感を得られるという事実によって，ストレスを肯定的にも捉える必要があることを意味しています。職場の課題や目標などをストレスという言葉で常に悪いものとするのではなく，それが過剰か，あるいは不足しているのかという視点が必要です。

（2）職業性ストレスの評定

　個人それぞれの職業性ストレスを把握するためには，そのストレスを測定するための方法が必要となります。近年幅広く用いられている尺度として大きく分けて2つの方法があり，1つは，ストレス源（ストレス要因）であるストレッサーを測定するもので，もう1つはストレッサーによって生起するストレス反応を測定するものです（第2章参照）。

① ストレッサーの測定

　ストレッサーを測定する場合，一過性の出来事を原因とするストレッサーと，持続的な就業状況が原因となるストレッサーとに二分され，前者が「イベント

表4-3　「職業性ストレス簡易診断表」の仕事について尋ねた項目

```
非常にたくさんのしごとをしなければならない
時間内に仕事が処理しきれない
一生懸命働かなければならない
かなり注意を集中する必要がある
高度の知識や技術が必要なむずかしい仕事だ
勤務時間中はいつも仕事のことを考えていなければならない
からだを大変よく使う仕事だ
自分のペースで仕事ができる
自分で仕事の順番・やりかたを決める事ができる
職場の仕事の方針に自分の意見を反映できる
自分の技能や知識を仕事で使うことが少ない
私の部署内で意見のくい違いがある
私の部署と他の部署とはうまが合わない
私の職場の雰囲気は友好的である
私の職場の作業環境（騒音 照明 温度 換気など）はよくない
仕事の内容は自分にあっている
働きがいのある仕事だ
```

出所：川上（2011）

型職場ストレス」，後者が「慢性型職場ストレス」といわれます。

　ターナーとウィートン（Turner & Wheaton, 1995）は，イベント型ストレスと慢性型ストレスを区別する条件について次の3点を挙げています。それは，①独立的な事象であること，②原則として観察可能なこと，③持続時間が限定できること，です。これまでの研究の定義を踏まえて小杉（2002）が整理しているものを挙げると，イベント型ストレスの特徴は，「第3者からも観察可能な事象であって，その事象の生起から終結までの時間経過はきわめて短く，しかも生起と終結は明確に同定することができる」としています。また慢性型ストレスの特徴としては，「環境からの持続的で反復的ないつ終わるともしれない要請であって，その要請が生起した時期を明確に同定することができない」と定義しています。

　職業性ストレスの測定は，仕事の業種にかかわらず測定できる尺度となるように開発されてきた歴史があります。表4-3で慢性型ストレスの測定尺度の代表的な例を示します。このように，どの職業でも測定できる尺度となってお

表4-4　マイナーイベンツモデルを採用した保育士ストレス尺度の質問項目（一部）

```
Ⅰ  子ども対応・理解のストレス
     気になる子どもに上手く対応できない
     子どもに必要な援助が分からない
     自分の知識が不足していること　　ほか
Ⅱ  職場人間関係のストレス
     他の先生同士の人間関係
     自分と他の先生の関係
     まわりの先生の態度と行動　　ほか
Ⅲ  保護者対応のストレス
     保育士と保護者の価値観が違うこと
     保護者の子どもに対する理解が異なる
     保護者に保育士の思いが伝わらないこと　　ほか
Ⅳ  時間の欠如によるストレス
     自分のプライベートな時間の欠如
     休みが取りにくいこと　　ほか
Ⅴ  給料待遇のストレス
     給料体系の矛盾（能力に応じていないなど）
     不十分な給料
Ⅵ  保育所方針とのズレによるストレス
     保育所の方針と自分の考えの食い違い
     自分にとって受け入れられない保育所のルールがある
```

出所：赤田（2010）より一部抜粋

り，他の業種とストレスレベルを比較できるようになっています。

　近年では，クーパーとディウー（Cooper & Dewe, 2004；大塚他（訳），2006）が「私たちはまず何が職業性ストレスを引き起こすのか，そして，焦点（platform）がその予防と治療へと移行していることを理解しなければならない」という視点から，これからは抽象的な慢性型職業性ストレスではない，ストレス反応を引き起こす直接的な原因となるストレッサーの評定を行わなければならないという問題提起をしています。

　そうした中で，職業性ストレス測定は，職場で日常的に生じるイベントを職場ストレスとし，イベントの生起頻度・持続期間・強度などを質問紙法で測定して職場ストレスの程度とするマイナーイベンツモデルを測定理論として採用することが最適とされ（赤田，2010），それぞれの職業別に特有のストレス（マイナーイベンツ）を特定して測定し，それらを直接軽減する対処を行うという

モデルが考案されています。表4-4では参考として保育士のストレス評価尺度を取り上げました。職業特有の内容で構成されているのがわかると思います。

② ストレス反応の測定

ストレス反応を測定する方法は，疾病水準に達した職場不適応の測定か，ネガティブな感情反応の測定かの2種類に分けられます。予防的見地から職業性ストレス反応を測定する場合は，アメリカ精神医学会が発行している『精神疾患の診断・統計マニュアル 第5版』の多元的診断における WHO の WHODAS2.0 (世界保健機構障害評価尺度第二版；World Health Organization Disability Assessment Schedule version 2.0) の利用となります。WHODAS2.0 は，精神疾患（精神障害）ではない全般的な機能不全を分類した ICF（International Classification of Functioning Disability and Health）から作成されていて，精神疾患と社会経済的あるいは職業的な機能不全を区別しています。また，このストレス反応を測定する簡単な尺度として，アワタ（Awata, 2002）による「精神的健康状態表日本語版 WHO-5」が挙げられます。この尺度を用いることによって自分の精神的健康状態がどの状態にあるか把握できます。精神的健康状態とは，身体的ではなく精神的に健康であるかについての状態を指す指標です。WHO-5 は数値が高いほどクオリティー・オブ・ライフ（QOL）が高いことを指します。QOLとは，物質的な豊かさだけでなく総合的に判断された生活の質を指すものです。

小杉（2002）は「非病理的ストレス反応」を，心理的レベルの感情反応，とりわけネガティブな感情反応を測定評価することで測定可能であるとし，また，予防的見地から職業性ストレス反応を測定するには，ネガティブな感情反応によって構成された尺度の使用が適切だろうと述べています。

③ 職業性ストレスが与える影響

こうした職業性ストレスを測定することと並行して行われたのが，職業性ストレスがどのような影響を与えているかについての研究です。ここでいくつか取り上げることで，職業性ストレスを身近に感じることができます。職業性ス

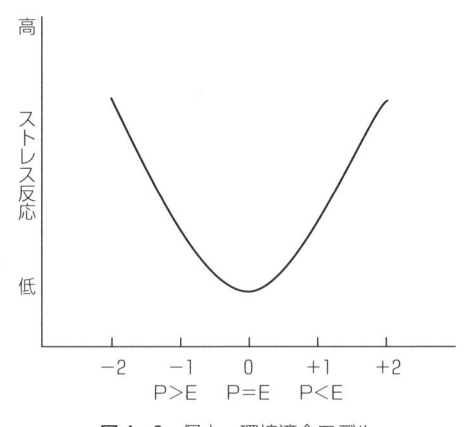

図 4-2 個人―環境適合モデル
出所：川上（1999）

トレスとストレス反応の関連についての研究を，歴史を追って見ていきましょう。

ミシガン大学の研究グループによって提唱されたモデルに「個人―環境適合モデル（Person-Environment fit model；P-E fit model）」があります。川上（1999）によるとこのモデルは，行動（B）は個人（P）と環境（E）との相互作用によって規定される（B＝P・E）という集団力学から生まれました。つまり，個人の能力・期待（P）と環境・作業特性（E）との相違によってストレス反応が決定するという考え方です。このメカニズムでは，個人の能力と仕事の特性が一致しているとき（P＝E）最もストレスが低く，個人の能力に対して仕事の特性が過大（P＜E）もしくは過小（P＞E）の場合，ストレスが増加することが理解できます（図 4-2）。このモデルでは，職務の要求が高すぎた場合（overload）も低すぎた場合（underload）も，ストレス反応が生じるということが理解できるでしょう。

④ 仕事の何がストレスを生じさせるのか？

次に，仕事で求められる能力や量と仕事内容を自分で決められる範囲（裁量権）について検討されました。社会心理学での初期の研究といわれるメイヨー

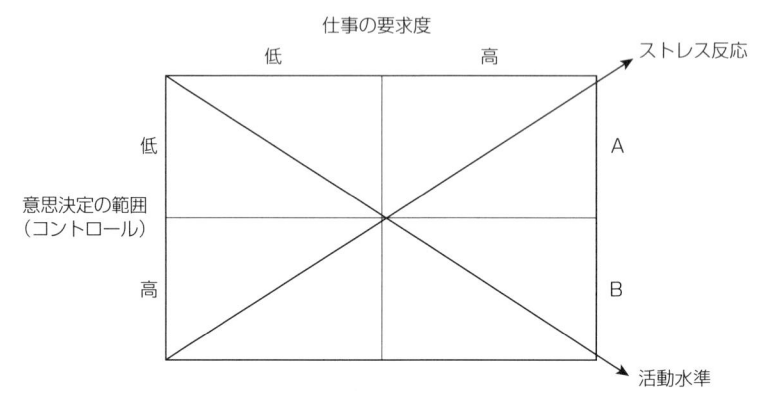

図4-3 仕事の要求度―コントロールモデル
出所：川上（1999）

(Mayo, 1946) が行った「ホーソン実験」では，すでに仕事の要求度に関するテーマが示されていました。この実験では，照明の明るさ，気温などの物理的条件が，どのような条件であればもっとも生産効率が上昇するかを検討する研究でした。しかし，どのような実験条件に設定しても，生産効率が実験を追うごとに上昇していきました。これは，その組織の従業員集団になるべく負の影響を与えないために，研究者が意見を聞きながら行った態度が，その組織の従業員に裁量権を結果的に認めることになったからだといわれています（種市，2001）。またその従業員集団自体には，家族的雰囲気が生まれていたと報告しているのです。

このように，カラサック（Karasek, 1979）は，作業の量的負荷の健康への影響が管理職では小さく，組み立てラインの作業者では大きいなど，職種によって異なることに着想し，仕事の意志範囲の決定（コントロールあるいは裁量権）が作業負荷に影響を修飾する可能性に注目しました。そこで彼は，「仕事の要求度―コントロールモデル（Job Demands-Decision Latitude Model；図4-3)」を提案しました。仕事で求められた能力や量が少ない場合に，自分で仕事内容を決められる範囲が狭いと，その働き方は受動的な態度となります。また，逆に仕事を自分で決められる範囲が広いとストレス反応は少なくなります。仕事で

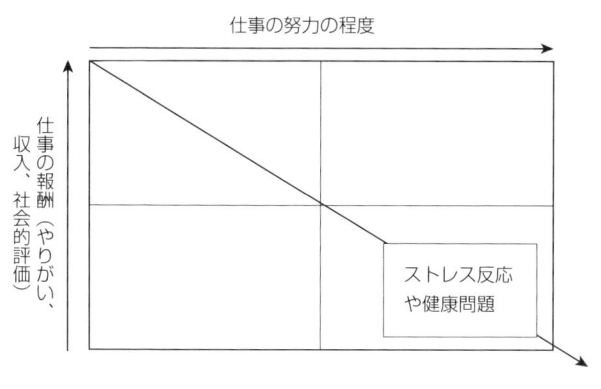

図4-4 努力―報酬モデル
出所：Siegrist (1996)；川上 (1999)

求められる能力や量が多い場合は，仕事を自分で決められる範囲が狭いとストレス反応が多く発生することとなりますが，逆に意志決定の範囲が広いと活動的となることを示しています。

このようにカラサックは，仕事の要求度と意志決定の範囲から2つの軸（ストレス反応・活動水準）があることを明らかにしました。このモデルは，管理職などがもっている裁量権が，ストレス反応に対して影響を与えていることを示しています。川上 (1999) は，要求度―コントロールモデルの登場後，長期間にわたりこのモデルがほぼ唯一の職業性ストレスの主要理論であるかのような時代が続いたと指摘しています。

1996年になって職業性ストレスモデルの新たな理論が注目されます。ジークリスト (Siegrist, 1996) は，仕事上の努力に対して，その仕事から得られる報酬が不足している場合，より大きなストレス反応が生じると考えました。これが「努力―報酬モデル (The Effort-Reward Imbalance model)」です（図4-4）。

このモデルでは，仕事上の努力の程度が高いにもかかわらず，やりがいや収入，社会的評価などの仕事上の報酬が低い場合，ストレス反応や健康問題が発生すること示しています。仕事上の報酬がストレス反応に影響を与えていることを示した重要なモデルといえます。

このようなさまざまな職業性ストレスモデルが提唱されており，これらを知ることはストレスを対処するための基礎的知識となって，今後の職業生活を営む上で，メンタルヘルスを維持するための示唆を与えるものと思われます。

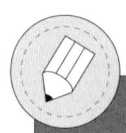

やってみましょう

ワーク4-1：「現在のストレッサーとストレス反応について考える」

今の自分のストレスとストレス反応について考えてみましょう。大学生にも特有のストレスがあり，主なものとして性格，学業成績，将来，友人関係，家族関係などが挙げられます。こうしたストレスと感じているものを書き出して整理してみましょう。このワークは簡単に思うかもしれませんが，実は自覚していないことがストレスになっていることが往々にしてあります。自分の生活を振り返りながら丁寧に考えてみましょう。

ストレス反応については，この章の（1）を参照して，自分の心身に現れている反応について書き出してみましょう。このストレス反応は，人によってさまざまな現れ方をするので非常に個人差が大きいものです。現在ストレスがあまりない人は，ストレスがかかっていた時期を思い出して，そのときの反応について書き出しましょう。自分のストレス反応の特徴と負担がかかっているときのサインを知ることができます。

・今のストレス：

・ストレス反応：

（3）ストレスに強い心理特性と職業生活

　私たちは，人に好まれる性格があることを知っていて，結果的に性格によって人生の充実感が違うのは漠然と意識しています。そのため，自分の性格で悩む人もいます。性格は個人の環境刺激に対する行動様式で特有の心理特性があり，それが精神や身体に影響を与えます。実際に，その心理特性によってストレスの感じ方や捉え方が異なるといわれています。そこで，ここではストレスに強い心理特性について職業生活上問題となるものを取り上げます。ストレスに強い心理特性を知ることによって，職場におけるストレスにどのように対処していけばよいか見えてきます。

① タイプA行動パターン

　はじめにタイプA行動パターンと呼ばれる行動をする人について説明します（第2章参照）。このタイプの人は，すべてのことを決められた通りにしなければならないという信念があり，他人と対立あるいは競争したり，密かに敵意を燃やしたりすることが多いといわれています。たとえば，納期やノルマに対する競争や上司による評価に過敏になると，ちょっとしたことでも怒りや焦りを抱きやすく，その結果ノルアドレナリンの分泌が多くなり，生体を守るための活動を行うために交感神経が優位になります。優位になると血圧を上げて筋肉を緊張させ，手足をふるわせ，胃腸の機能を低下させ身体を消耗します（中野, 2005）。これが長期間続くのです。多数の心臓病患者を観察する中でフリードマンとローゼンマン（Friedman & Rosenman, 1974）は，このような特徴をもつタイプAと呼ばれる独特の行動様式があることを発見しました。

　このような性格をもつ人は常に自分で期限を決めて行動し，日常生活の中でも競争心が強く，仕事に一身を捧げます。その結果，ある程度社会的に認められる地位についているという特徴をもっています。一見すばらしい心理特性と思われがちですが，タイプA行動をしないタイプB（のんびり，落ちついている，マイペース）の人に比較して，3倍の虚血性心疾患を発症し，39歳〜49歳の年

齢層においては6倍に及ぶとされています（Carmelli et al., 1991）。虚血性心疾患とは，ストレス関連疾患の1つで心臓の筋肉（心筋）に血液を送る3本の動脈（冠状動脈）が狭くなったり，塞がったりして，そこから先の心筋が酸素不足に陥る状態のことです。タイプA行動とは，まさに身を削りながら働いている状態であり，長続きする働き方ではないのです。

② 認知的評価に影響を与える自己効力感

自己効力感とは，自分から働きかけることで環境を変化させることができる感覚や確信のこと（Bandura, 1977）で，何か物事に取り組もうとするときに自分は目的を達成できるかどうか判断するときに感じる感覚のことです。自己効力感は，ストレスをどのように捉えるかにかかわる認知的評価の1つに挙げられています（Lazarus & Folkman, 1984）。

これは職場でのストレスをどのように捉えるか，認識するかによってストレスへの耐性が変化することになります。自己効力感が低いと，さまざまな職場での課題や目標に対して抵抗できずに受け身的に振る舞ってしまい，回避的になります。これらに対処して自分を成長させるものと認識するか，自分に降りかかる煩わしいものと認識するかという判断は，達成できるかという自己効力感によって決定されます。自己効力感を育むためには，子どもの頃からさまざまな課題の成功体験を積み重ねることが必要です。これからの大学生活においても，さまざまな目標にチャレンジしていくことが重要になります。

③ レジリエンス

また，レジリエンスと呼ばれる忍耐力，抵抗力，復元力，精神的回復力などと訳される性格特性があります（第5章参照）。レジリエンスとはストレスフルな経験や脅威的な状況においても精神的な健康を維持する過程や能力（Masten et al., 1990）を指しています。レジリエンスが高い人は，楽観的な態度で粘り強く問題を解決しようと意欲的に活動します。またネガティブな心理状態を立て直すために他者との内面の共有を求める関係志向性があり，つらい状況を皆で

共有していこうとする態度が見られます（岩田，2011）。職場においてもネガティブな状況を楽観的に捉える態度や，皆で共有していこうとする関係指向がストレスの対処には必要であると考えられます。

④ ソーシャルサポート

周りから得られるサポート（ソーシャルサポート）によってもストレスの感じ方は変化します。ソーシャルサポートは4つの次元に分類されます。①道具的サポート：不足しているものや直接的な援助，②情緒的サポート：今置かれている感情を共有し支えるというもの，③情報的サポート：情報を提供することでその問題に対する対処の方法を知ること，そして④評価的サポート：たとえば障害者手帳のような公的な評価によってさまざまな行政サービスの提供を受けること，などが当てはまります。このように，自分をとりまくさまざまな社会的環境に注目することによってもストレスに対処することができます。1人で抱え込んだり，タイプAのように競争したりするのではなく，みんなで協力し合うことが重要なのです。

2　社会人基礎力とメンタルヘルス

（1）社会人基礎力について

現在，社会人に必要とされている能力として「社会的基礎力」という言葉が用いられるようになりました。社会人基礎力とは，「前に踏み出す力」「考え抜く力」「チームで働く力」の3つの能力（12の能力要素）から構成されており，「職場や地域社会で多様な人々と仕事をしていくために必要な基礎的な力」として，経済産業省が2006年から提唱しています。

企業や若者を取り巻く環境変化により，「基礎学力」「専門知識」に加え，それらをうまく活用していくための「社会人基礎力」を意識的に育成していくことが今まで以上に重要となってきています（経済産業省ホームページより）。社会

第Ⅱ部　領域別メンタルヘルス

「社会人基礎力」とは

平成18年2月，経済産業省では産学の有識者による委員会（座長：諏訪康雄法政大学大学院教授）にて「職場や地域社会で多様な人々と仕事をしていくために必要な基礎的な力」を下記3つの能力（12の能力要素）から成る「社会人基礎力」として定義づけ。

〈3つの能力／12の能力要素〉

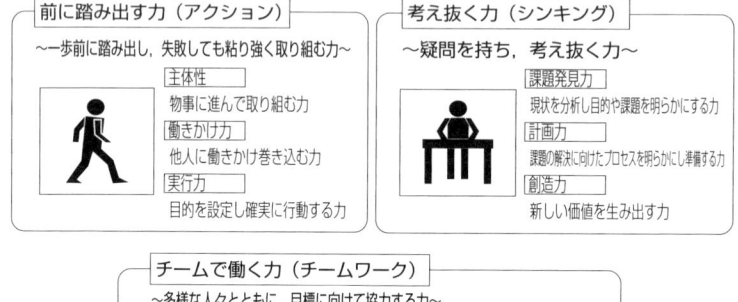

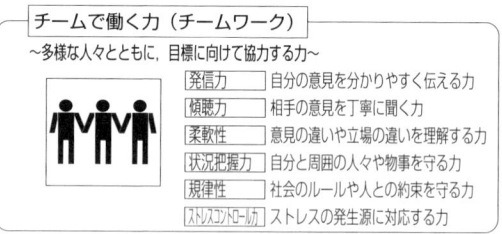

【前に踏み出す力（アクション）】
～一歩前に踏み出し，失敗しても粘り強く取り組む力～
- 主体性：物事に進んで取り組む力
- 働きかけ力：他人に働きかけ巻き込む力
- 実行力：目的を設定し確実に行動する力

【考え抜く力（シンキング）】
～疑問を持ち，考え抜く力～
- 課題発見力：現状を分析し目的や課題を明らかにする力
- 計画力：課題の解決に向けたプロセスを明らかにし準備する力
- 創造力：新しい価値を生み出す力

【チームで働く力（チームワーク）】
～多様な人々とともに，目標に向けて協力する力～
- 発信力：自分の意見を分かりやすく伝える力
- 傾聴力：相手の意見を丁寧に聞く力
- 柔軟性：意見の違いや立場の違いを理解する力
- 状況把握力：自分と周囲の人々や物事を守る力
- 規律性：社会のルールや人との約束を守る力
- ストレスコントロール力：ストレスの発生源に対応する力

図4-5　社会人基礎力
出所：経済産業省ホームページより一部改変

人基礎力においてストレスマネジメントについて取り上げられている項目は③チームで働く力に位置づけられていて，ストレスをいかにコントロールするかについて指摘しています。それぞれの要素については図4-5に示します。

① ストレスマネジメント

　私たちの豊かな人生のためには，充実した職業生活を送ることができるように，ストレスを自分でコントロールすることが必要であり，現代の社会人としてその能力が求められています。これらをストレスマネジメントといいます。ストレスマネジメントとは，ストレスを管理するためにストレッサー，ストレス反応，認知的評価，コーピングなどに予防的視点から多面的に働きかけていくアプローチで，物事への捉え方と行動に焦点を当てた心理療法である認知行

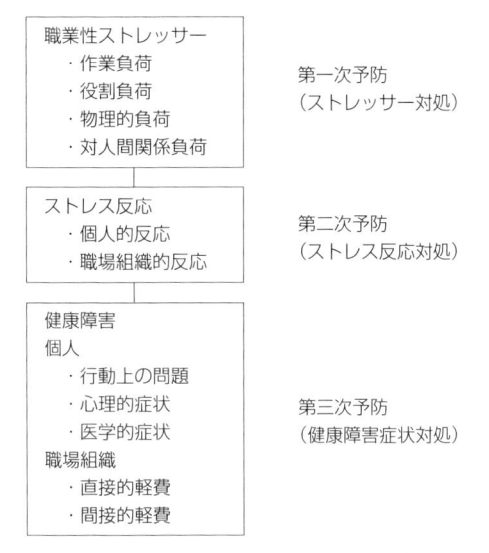

第4章　産業領域における職場のメンタルヘルス

```
┌─────────────────┐
│ 職業性ストレッサー    │
│  ・作業負荷       │      第一次予防
│  ・役割負荷       │    （ストレッサー対処）
│  ・物理的負荷      │
│  ・対人間関係負荷    │
└─────────────────┘
┌─────────────────┐
│ ストレス反応        │
│  ・個人的反応      │      第二次予防
│  ・職場組織的反応    │    （ストレス反応対処）
└─────────────────┘
┌─────────────────┐
│ 健康障害          │
│ 個人            │
│  ・行動上の問題     │
│  ・心理的症状      │      第三次予防
│  ・医学的症状      │    （健康障害症状対処）
│ 職場組織         │
│  ・直接的軽費      │
│  ・間接的軽費      │
└─────────────────┘
```

図4-6　職業性ストレス問題の予防的介入
出所：Quick & Quick (1984)；岩田 (1997)

動療法の技法が数多く用いられています。ストレスマネジメントにおけるストレス評定の重要性は、個人のストレス状態をフィードバックし、現在のストレス状態を把握させることにあります。その入り口として必要なものは、自分の抱えているストレスを知ることです。そして、その次に職業性ストレスをどのように対処していくかということになります。そのストレス対処を「ストレスコーピング」と呼びます。

　職業性ストレスに対する予防的介入については、3段階に分かれており、岩田 (1997) によるとクイックとクイック (Quick & Quick, 1984) は、「職業性ストレッサー」に対処する第一次予防、「ストレス反応」に対処する第二次予防、「健康障害」に対処する第三次予防をそれぞれ挙げています（図4-6）。

　教育分野においても、「ストレスマネジメント教育」がメンタルヘルス対策の1つに挙げられています。ストレスマネジメント教育とは、山中 (2000) によると、「ストレスに対する予防を目的とした健康教育という観点に立ち、ストレスに対する自己コントロールを効果的に行えることを目的とした教育的な

働きかけ」と定義されます。この働きかけは，リラクセーションによる身体的活動を含むものとなっています。また，スウェーデンでは1970年代から，北米では1980〜90年代から学校において活用されており，日本でも小学校を対象に1994年から取り組みが始まり，ストレスの緩和や問題解決の効果が確認されていると報告しています。このストレスマネジメントのプログラムはおおむね以下の項目から成り立っています。

　第1段階：ストレス概念を知る
　第2段階：自分のストレスについて気づく
　第3段階：ストレスの対処法を習得する
　第4段階：ストレス対処法を活用する

　教育におけるストレスマネジメントプログラムの目的は，そのストレス耐性の向上にあります。職場でのメンタルヘルスを考える上でも，このストレスマネジメントの4段階を各職場で大いに活かせることができると考えられます。

② 自己紹介と自己アピール

　自己主張は，日常生活における大きなストレッサーである対人関係において重要な役割を果たしています。自己主張といえば，ネガティブなイメージで捉えがちですが，適切に自己主張を行うことで，対人関係上のストレスを大幅に軽減することができます。相手の要求ばかり受け入れていると，自分の考えが相手に伝わらない上に相手の期待ばかり高めて，より要求されることにもなります。自己主張は，社会人になる前に身につけておきたい社会人基礎力です。自己主張訓練を「アサーショントレーニング」と呼び，認知行動療法の1つにも挙げられています。

　自己主張には3つの種類（①断りの自己主張，②賞賛の自己主張，③要求の自己主張）があります（中野2005；Christoff & Kelly, 1985）。はじめに①「断りの自己主張」では，他人が自分の目的を押しつけてくる行動やこちらが目的遂行を妨

害する行動に対して巧みな方法で阻止したり，不本意ながら従わないようにすることで，たとえば並んでいる列に人が割り込んできたときに「恐れいりますが，私は列に並んでいます」などと主張するものです。

次に②「賞賛の自己主張」では，感謝の気持ち，好意，愛情，賞賛，価値を認めるなどの好ましい感情の表現です。「今日の髪型，よく似合っているね」「素晴らしいと思う」「好きです」などと表現されますが，時と場合によって状況を判断しなければ，不適切なものとなり逆に不快な気持ちにさせてしまいます。

最後に③「要求の自己主張」です。自分の欲求を満たしたり，自分の目標を達成するために他人に何かを頼むときに用います。ここでは他人の権利を侵害しないことが重要になります。具体的には「ゴミ収集日の朝に出してください」「携帯電話は使用しないでください」などの主張が該当します。

適切な表現で欲しいものを要求することは，自分のあたりまえの権利です。自分の望む結果を得るためには，適切なタイミングで上記の3つの主張を行う必要があります。ようは，いかに自分の思いを相手に受け入れられる形で伝えるかがポイントになります。自己主張をしない人の理由として，断り・拒否の感情を表現すると他人の自分に対する評価が下がるのではないかという不安が起こることや，嫌われることに対する不安が強く，自分の権利よりも自分に対する評価や気持ちが重要だと考えて，よい人と思われたい気持ちが強いことが考えられます（中野, 2005）。また，抑うつ状態の人と同様に，自分で判断した行動がよくない結果をもたらすと予測をする傾向が強い（Alden, 1984）とされており，自己主張の重要性を示しています。このように相手に自分の思いを伝えることは対人関係のストレスを軽減する上で重要なのです。

③ 自己主張のためのイメージトレーニング

アサーショントレーニングには，以下のプロセスが示されています。はじめに，伝えたい気持ちや考えをはっきりさせます。そして自分の気持ちを伝えた方がいいかどうか考えます。次に具体的に「攻撃的な」言い方を考えます。そして今度は逆に「極端に遠慮した」言い方を考えます。最後に「バランスの取

れた（攻撃と配慮を含んだ）」言い方を考えます。そして，実際に気持ちや考えを伝える準備をします。最後に自分から相手に伝えてその結果を振り返ります。

また，自分の考えを相手に伝えるために自分の振る舞いを，3つの側面から検討します。それは，内容・伝え方・見せ方です（中野，2010）。はじめに「内容」は「主張＋理由＋例＋結論」で構成すると相手に伝わりやすくなります。伝え方では，声の大きさ，話すスピード，声のトーン（高さ），間の取り方，目線などです。

最後に「見せ方」ですが，どのような服装にするのか，ジェスチャーをどの程度行うか，マナーは保たれているかどうかです。これらを整理することによって，相手にどのように見えているのかを確認し，自分の主張を相手に伝えることができるようになります。

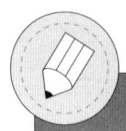

やってみましょう

ワーク4-2：「自己紹介を通して自己アピールをしよう」

自己紹介は，何のためにするのか考えてみましょう。自己紹介は氏名や住んでいる所など，現在のことやこれまでの過去について話すことが一般的だと思います。

ここで考え方を変えて，ただ単に自分のことをどんな人間か紹介するのではなく，相手のグループに参加させてもらうため，と考えます。そのグループに参加するためにはそのグループのメンバーが興味をもつテーマを話す方がより親しみをもたれることになります。

また，このメンバーで将来やりたいことを話してみることです。きっとメンバーはよりあなたに興味をもつはずです。

① 自分の基本的情報（I am～，I was～）の開示。
   出身，所属，趣味，好きな食べ物，できること（I can，I could），好きなタレント・音楽など
② 自分のやりたいこと（I will～）の開示。
   これからの取り組み（勉強・趣味，スポーツ，広げたい人間関係）など

・以上の点を意識しながら、紹介する相手を意識して自分の振る舞いについて考え、自己アピールをしてみましょう。

〈メモ欄〉

（2）労働者のためのストレスのセルフケア

① 労働者のこころの健康のために

　近年，労働環境の変化に伴い，労働者のうつ病の増加などの問題が発生しています。そこで厚生労働省は2006年厚生労働省通達において，事業場におけるメンタルヘルス対策をさらに推進するために，「労働者の心の健康を保持増進するための指針」を策定しました。この策定によると，「セルフケア」，「ラインによるケア」，「事業場内産業保健スタッフ等によるケア」および「事業場外資源によるケア」の4つのメンタルヘルスケアを示し，それらが継続的，持続的に行われるように職場環境等の改善の必要性を提言しています。

　セルフケアとは，従業員自身が行うケアを指しています。ラインによるケアとは，上司が部下に行う面接などのメンタルヘルス活動です。事業場内産業保健スタッフとは，企業に配属している産業医や保健師，心理士などを指してい

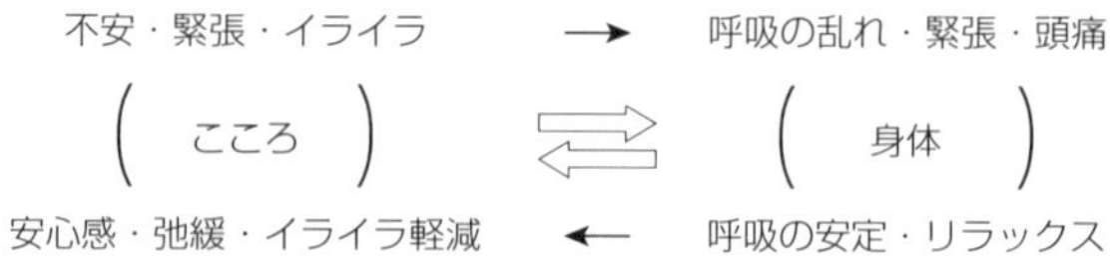

不安・緊張・イライラ　　→　　呼吸の乱れ・緊張・頭痛
（　こころ　）　⇄　（　身体　）
安心感・弛緩・イライラ軽減　　←　　呼吸の安定・リラックス

図 4-7　こころと身体の関係
出所：赤田（2013）

て，事業場外資源とは精神科クリニックや外部委託カウンセリング事業所（従業員支援プログラム，Employee Assistance Program；EAP）になります。

　渡辺ら（2007）によると，こうした国の施策の背景には，日常的に取り上げられているうつ病や自殺があり，それらは精神病棟内にうつ病や適応障害に対応しうるストレス病棟ができるなど，精神科の認識を今まで以上に身近なものにしていると指摘しています。このように，精神科においてもストレスを対象にメンタルヘルスを向上させる取り組みが検討され，敷居が低くなりつつあります。

　また，企業全体に対するストレスマネジメントの具体的な介入について，デフランクとクーパー（DeFrank & Cooper, 1987）は，3つの視点からアプローチが可能であると指摘しています。はじめに，①個人に焦点を当てる，次に，②個人と組織の接点に焦点を当てる，最後に，③の組織に焦点を当てる，というものです。①個人に焦点を当てるものとしては，リラックスの技法や体操，上手くやっていく方法を確認するなどの介入がそれに当たります。②個人と組織の接点に焦点を当てるものとしては，職場での関係，人と環境の適合性，役割の問題などに焦点化するものが考えられます。最後の③組織に焦点を当てるものは，組織構造，選考と配置，訓練，仕事の物理的そして環境的特徴があげられ，それらに介入することとなります。

② リラセーション

　ここでは，セルフケアの1つであるリラクセーションについて取り上げます。リラクセーションとは，弛緩訓練ともいわれます。

　リラクセーション法は直接的にストレス反応を軽減させるのですが，そのた

めにはある程度の練習（訓練）が必要です。弛緩とは「ゆるめる」という意味で，ストレスで高まった脈拍や高血圧，緊張など身体をリラックスさせることによって，精神的にも気持ちを落ちつかせ，同時に不安などを軽減します。

主なリラクセーション法には，ジェイコブソンが開発した筋弛緩法や，シュルツが開発した自律訓練法などがあります。ここでは，手軽に実践できる呼吸法についてワークで紹介しますので，実際に取り組んでみてください。

呼吸法は，心身の安定化とコントロールを図る容易な方法であり，過呼吸及び過換気症候群，胸の痛みや冷え性，パニック発作，不安，筋肉の緊張，頭痛，倦怠感，不眠，いらつきなどの改善を期待できます（五十嵐，2001）。呼吸と感情は密接な関係があり，緊張したり不安な状態のとき，自然と呼吸が早まったり，リズムが崩れたりします。逆に呼吸を落ちつかせることができれば，気持ちを落ちつかせることができます。これは，心身相関といわれます（図4-7）。

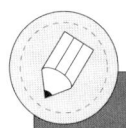

やってみましょう

ワーク4-3：「呼吸法」

ここでは，もっとも基本的な方法であるゆっくりとした腹式呼吸について説明します。呼吸を胸や肩でするのではなく，横隔膜を使って行います。ろっ骨の下を広げるイメージです。腹式呼吸では，お腹をふくらませるようにしてください。身体を横にしているとき（横臥状態）では，自然と腹式呼吸になっています。次に，1回の吸気と呼気のあとに，1秒程度の休み（ポーズ）を入れます。慣れてきたら，徐々に1分間当たりの呼吸の回数を少なくしていきます。最終的な目標としては，1分間当たり6～8回（10秒当たり1回の吸気と呼気）のサイクルにします（五十嵐，2001）（図4-8）。

呼吸はゆっくりと鼻から吸い，ゆっくりと口から吐くように意識します。吐き出すときは「フー」と，ろうそくを消すように口をとがらせます。また，必要以上に息を吸い込まないようにします。苦しいだけになります。

呼吸法をするためには，なるべく静かでリラックスできる場所で楽なポジション

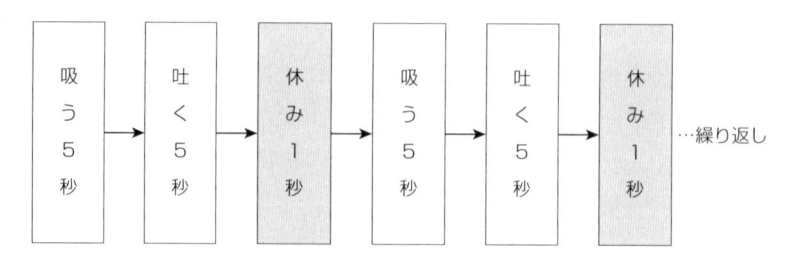

吸う5秒 → 吐く5秒 → 休み1秒 → 吸う5秒 → 吐く5秒 → 休み1秒 …繰り返し

図4-8　腹式呼吸のリズムの目標

出所：赤田（2013）

を取ります。身体を締め付けているもの（時計やベルトなど）をゆるめることも効果があります。そのとき，呼吸に意識を集中させて，周囲の音や雑音があっても気にしないようにします。慣れてくると騒がしいところや緊張する環境でもできるようになります。

　そのとき，無意識に肩やお腹，足，背中，首などに力が入っている場合があるので意識して力を抜くようにします。また，目をつぶることでリラックスが促進される場合もあります。不安が強い人は，無理に目を閉じる必要はありません。

　慣れてきたら，自分の好きなリラックスできる音楽に合わせたり，メトロノームを使ってそのリズムに合わせて呼吸してみましょう（ペーシングによる呼吸法）。呼吸が規則的に安定することで，こころも安定します。また，自分のリラックスできる場所をイメージしながら深呼吸をします（イメージを利用した呼吸法）。このイメージは視覚的（自分の部屋，図書館，絶景など），聴覚的（鳥のさえずりなど），感覚的なもの（毛布の柔らかい感じなど）いずれでも構いません。効果的に行えるようになるまで，イメージを変えないようにします。

　最後に注意点があります。風邪で鼻づまりの症状がある場合，無理に鼻から息を吸わなくても構いません。また，ぜんそくなどの呼吸器疾患のある人は，かつての息ができなくなるような恐怖感のため，鼻で呼吸ができない人もいます。そのときは口で呼吸を行ってください。これらに注意しながら呼吸法を練習し，実践することによって，不安やイライラ，頭痛などを軽減することが期待されます。職場でも気軽にできる方法ですので積極的に活用してもらえたらと思います。

（3）円滑な職場環境に必要な取り組み

①ファシリテーション

　職場の人間関係は，円滑な企業活動にとって非常に重要なものです。社会心理学における集団心理の研究では，さまざまなリーダーシップ論が展開されました。ここでは，円滑な人間関係を構築するためのファシリテーションについて焦点を当てます。

　ファシリテーションとは，集団が円滑なコミュニケーションを行うことができるようになるために，「促進者（ファシリテーター）」として集団に介入する技法を指しています。ファシリテーターは，主に職員集団のコミュニケーションを円滑に行えるように促したり，見守ったりします。職業活動における職員集団を効果的に機能させるために，プロジェクトリーダーや管理職はその役割が求められています。集団はマンネリ化すると前例主義の「お役所仕事」や他人に責任を押しつける「責任回避のためのコンセンサス（同意）の取りつけ」となり，自分の独自性を発揮した職業活動を行うことができず，クリエイティブなものを生み出すことができなくなります。部下は自分の意見は言っても通らないし，上司もさらにその上司に確認しなければ物事を決定できないとなると，何のために自分が仕事をしているのかわからなくなります。

② 職場環境と従業員満足

　顧客満足の向上のためには，従業員が充実した職業活動を行っていることが重要です。従業員の満足が高ければ，それが必然的に顧客の満足へと反映されます。退職する理由について尋ねた調査によると，「給与・報酬が少なかったから」が最も多く，次に「会社の経営方針に不満を感じたから」が挙げられています。また女性では人間関係によって退職することが多いことが示されています（厚生労働省，2009）。このように職場における従業員の満足には働きに応じた給与が必要となることは言うまでもありませんが，経営方針に満足を感じるように人材を活用することとその中での良好な人間関係の構築が重要である

ことがわかります。

　堀（2010）は，活性化する組織を作るためには「話し合い」が重要であるとし，4つのプロセスが必要であると指摘しています。第1ステージは関係性を高める会話（どんな人物が集まっているのか，どんな状況にあるのか，何を思っているのか），第2ステージは意味を共有する対話（何のためにやっているのか，何を目指しているのか，大切なものは何か），第3ステージは行動を変革する議論（本当の問題は何か，どんな手が打てるのか，やるべきことは何なのか），第4のステージは学習を深める省察（何が起こったのか，そこから何を学んだのか，次はどうすればよいのか）です。この話し合いを1週間に1度（2時間）を12週続けて行うことを推奨しています。

　こうした話し合いをすることができるかは職場によってそれぞれのケースがあると思いますが，まずは第1のプロセスである，それぞれの人間性を知ることが最も重要だと思われます。多くの職業活動では役割分担されており，最低限その役割を果たすことが求められるのですが，連携のためにはその人の個性的な面を知り，それを生かしていくことでより職場が円滑になります。職場の人たちでお酒を飲みにいく，いわゆる「つきあい」や，職員で行く慰安旅行，スポーツ大会，クラブ活動などは，人間性・個性の理解や交流が進められる機会になります。こうした活動は，職業活動と直接的に関連がないように見えますが，重要な活動であることが示されていると思います。

　自分の仕事は自分だけでする個別主義に陥ったり，何も起こらないようにする事なかれ主義になったり，責任回避のための上司の指示待ちなどが起きている場合，組織（チーム）として問題がある状態です。異質性を認めて目的や気持ちを1つにするためにも，まずお互いが出会い，それぞれの個性を知ることから始めましょう。その中で個人の考え方の違いに気づいたらその意見に反発するのではなく，尊重しその長所を生かすように工夫できるとよいでしょう。お互いを尊重できる職員は，その組織のために努力して，離職率を低減させ，さらに顧客にも大きな満足を提供できることになるわけです。

第5章 対人援助職のメンタルヘルス

　ここからは，他者に対して援助を行ったり，教育を行ったりする，いわゆる対人援助職のメンタルヘルスについてみていきます。

　皆さんは対人援助職にどのようなイメージをもたれていますか？　なかには，対人援助職を目指している人もいるかもしれません。そのような気持ちになったのは，自分が困ったときに援助をしてもらい，とても嬉しくて自分も人の役に立ちたいと思ったからという人もいるでしょうし，今までに出会った先生がとても魅力的で，自分の人生に大きな影響を与えてくれたからという人もいるでしょう。その動機はさまざまかもしれません。

　対人援助職は，1970年代から広く普及しはじめたといわれています。それまでは，家族や地域がその役割を担っていたようです。たとえば，介護士（ヘルパー）の仕事などは，元々，家庭（家族）でされていたものですね。それが，社会の発展に伴い，外部化，職業化されてきたという歴史的経緯があります。対人援助職は，援助が必要な人々の生活と密接にかかわっていますから，対人援助職に就く人のメンタルヘルスにも十分に配慮することが，良質な対人援助を提供することにもつながると考えられます。

　ここでは，まず皆さんがどの程度他者を助けることに関心があるかをみるために，援助行動や親切行動などをどの程度行っているかを測定するために作成された，ある心理検査を行ってみます（ワーク5-1：「どの程度他者を助けることに関心がありますか？」）。

　説明文を読んで，ワーク5-1の向社会的行動尺度に記入してみてください。

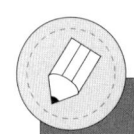

やってみましょう

ワーク5-1：「どの程度他者を助けることに関心がありますか？」

次にあげてあるいろいろな行動を，あなたはこれまでどの程度したことがありますか．（例）のように記入して下さい．

【選択肢】
　A…したことがない　　B…1度したことがある　　C…数回したことがある
　D…しばしばした　　E…いつもした

（例）心理学の授業に出席する。　　　　　　　　　　　　　　B

1. 列に並んでいて，急ぐ人のために順番をゆずる。
2. お店で，渡されたおつりが多かったとき，注意してあげる。
3. ころんだ子どもを起こしてやる。
4. あまり親しくない友達にもノートを貸す。
5. 気持ちのわるくなった友人を，保健室などにつれていく。
6. 友人のレポート作成や宿題を手伝う。
7. 列車などで相席になったお年寄りの話し相手になる。
8. 気持ちの落ち込んだ友人にデンワしたり，手紙を出したりする。
9. 何か探している人には，こちらから声をかける。
10. バスや列車で，立っている人に席をゆずる。
11. 酒に酔った友人などの世話をする。
12. 雨降りのとき，あまり親しくない友人でもカサに入れてやる。
13. 授業を休んだ友人のために，プリントなどをもらう。
14. 家族の誕生日や母の日などに，家にデンワしたりプレゼントしたりする。
15. 見知らぬ人がハンカチなどを落としたとき，教えてあげる。
16. 知らない人に頼まれて，カメラのシャッター押しをしてやる。
17. バスや列車で，荷物を網棚にのせてあげる。
18. 知らない人が落として散らばった荷物を，いっしょに集めてあげる。
19. ケガ人や急病人が出たとき，介抱したり救急車を呼んだりする。
20. 自動販売機や切符売機などの使い方を教えてあげる。

	A	B	C	D	E	総得点
個　数						
得　点						

　いかがでしょうか。この尺度は，A～Eまでを1～5点に置き換え，合計得点（20～100点）で評価します。ボランティア活動への参加経験がある大学生の方が，そうでない大学生よりも，有意に高得点であるという結果も得られています（菊池，1988）。ちなみに平均値は，男子で53.1点，女子で56.9点であり，有意に女性の方が高いといわれています。対人援助職に就いている人は女性の方が多いような印象があることを裏づけている結果かもしれませんね。

　さて，対人援助職は，文字通り「人に支援を提供する職業」ですから，思い通りに援助できないこともあったり，被援助者と衝突してしまったりと，ストレスとは切っても切り離せない職業でもあると思います。そのような職業において，自分自身のメンタルヘルスが，長くその職務を全うする上で重要になってくるように思います。本章では，対人援助職の中でも，割と身近に存在している（していた）教師および，保育者（保育士・幼稚園教諭），看護師のストレスやメンタルヘルスについて詳しくみていこうと思います。

1　それぞれの対人援助職とメンタルヘルス

（1）教師のメンタルヘルス

① 現在の教師の抱えるストレス

　近年，精神疾患による教師の離職が大きな社会問題になっています。文部科学省（2012）の調査によると，公立の学校における2010年の病気休職者は8,660人であり，うち5,407人が精神疾患による休職であることが示されていま

す。この数字は，学校が荒れ，校内暴力が大きな問題となっていた1980年代の約6倍にも上ります（文部省, 2000）。こういった状況からも，教師のメンタルヘルスに関する問題は急務であることがわかりますが，その手立ては一向に進んでいないといえるでしょう。

② 教師のストレスの要因

1993年の文部省の報告によると，教師のストレス要因として，「昨今複雑化し増加している校内暴力や学校不適応などの生徒への対応に追われて，心身ともに疲労した状態に陥りやすいこと」や「保護者の過度の期待もあって教科指導面でも高度な技術が求められていること」，「教師の教育活動は保護者や住民から過度の期待や批判を受けやすいこと」，「公務の不適切な分担や教師相互の不十分な協力態勢が，結果として誠実で責任感の強い教師が多くの仕事を抱え込まざるを得ない状況を作ってしまうこと」が挙げられています。

つまり，20年以上前から，教師のメンタルヘルス問題の萌芽がみられたにもかかわらず，変革がなされてこなかった歴史があるのです。そして，都市化や少子化，核家族化，地域コミュニティの脆弱化等の時代の流れ，あるいは時代の要請に沿って，元来，家庭や地域社会が担っていた「教育」の範疇まで，その責任として担わなければならない現状があるように思われます。現在の日本社会では青少年が何か「問題」を起こすと学校教育の問題と直結させられる感があり，教師の責任が増すという様相を呈しているといえるでしょう。

③ ストレスの内容

高木・田中（2003）の研究では，教師のストレス内容を，クーパーら（Cooper et al., 1988）の職業上のストレスを援用しながら，「仕事自体からくるストレッサー」「組織内での役割から生じるストレッサー」「仕事上の人間関係によるストレッサー」「ストレッサーとしての組織と風土」「ストレッサーとしての個人的要因（家庭の要因）」の5種類に分類しています。しかし，これらは，相互に独立したストレスではなく，重複する部分も多く，いずれかのストレス

を取り除けばメンタルヘルスが向上するというものでもないように思われます。それは，全般に特定の大きなストレッサーが存在する教師は少なく，ストレッサーが複雑に絡み合っていることや，小さなストレスでも継続することによって慢性的なストレス状態になっている教師が多い（竹田ら，2011）ことからも裏づけられているといえるでしょう。

さらに，教師には大別して3つの大きな人間関係上のストレスとなりうる関係があると考えられます。すなわち，①対「子ども」によるストレス，②対「保護者」によるストレス，③「教職員」間でのストレスです。中でも②の対「保護者」によるストレスは，近年，「モンスターペアレント」と呼ばれる，学校に対してクレームをつけてくる保護者の存在により，強化されている現状があるように思います。

また，教師の立場ごとによる対人関係上のストレスの調査からは，管理職よりも教諭の方が①の対「子ども」に対するストレスが高く，管理職は②の対「保護者」で高いという結果が，また世代別では，20代の教師の方が50代の教師より対「保護者」に対するストレスが高いといった結果が得られています（竹田ら，2011）。

④ 柔軟な思考の重要性

ここで，「教師特有のビリーフ尺度」（表5-1）という心理検査を行ってみましょう。「教師たるものこうあるべき？」といった質問を一部抜粋して並べています。

さて，いかがでしょうか。この尺度は教師が教育実践の中でとりやすい傾向や態度および指導行動や子どもへの対応をする際の強迫的な「ねばならない」思考を測定しており，3つの因子から成り立っています。すなわち，「自分（教師自身）；1〜18」，「他人（児童）；19〜39」，「状況（教育を取り巻く環境）；40〜64」について「こうあるべきだ」という信念を測定しています。そして，各因子の平均点（1〜4点）を算出します。「自分（教師自身）」は，2.87点，「他人（児童）」は，2.97点，「状況（教育を取り巻く環境）」は，3.16点，そして合計

表5-1 教師特有のビリーフ尺度(一部抜粋)

以下の質問について,先生のお考えに一番近い数字を1つお選び下さい。
【選択肢】
1…全くあてはまらない　全くそう思わない
2…あまりあてはまらない　あまりそう思わない
3…少しあてはまる　少しそう思う
4…とてもあてはまる　とてもそう思う

自分(教師自身)に関する項目		
1.	教師は担任した学級の児童の,学習・生活を含めたすべてを把握する必要がある	1　2　3　4
2.	学級のきまりがゆるむと,学級全体の規律がなくなるので,教師は毅然とした指導が必要である	1　2　3　4
3.	教師は学校教育に携わるものとして,同僚と同一歩調をとることが必要である	1　2　3　4
4.	教師は児童のあやまちには,一貫した毅然たる指導をする必要がある	1　2　3　4
5.	教師は学習内容を,児童間の能力差に配慮して,学級集団全体が向上するように指導する必要がある	1　2　3　4
他人(児童)に対する項目		
19.	児童の学習成績は,努力に左右されることが多いので,教師は児童に,努力の大切さを教えるべきである	1　2　3　4
20.	児童は学校行事と授業とを,気持ちの切り替えをしっかりして,テキパキとこなさなければならない	1　2　3　4
21.	児童は学校生活を通して,集団のきまり・社会のきまりを,身につけなければならない	1　2　3　4
22.	児童は,どの教師の言うことも,素直に聞くべきである	1　2　3　4
23.	勉強道具の忘れ物の多い児童は,学習意欲に欠ける児童が多い	1　2　3　4
状況(教育を取り巻く環境)に関する項目		
40.	教師の仕事に範囲はなく,勤務時間外でも,必要があればしなければならない	1　2　3　4
41.	児童が学校・学級のきまりを守る努力をすることは,社会性の育成につながる	1　2　3　4
42.	生活指導などでは,学校の教師全体が,同じ方針で取り組むことが大事である	1　2　3　4
43.	人の心は見えないので,児童は態度,行動で,自分の心を示すことが必要である	1　2　3　4
44.	学級経営は,学級集団全体の向上が,基本である	1　2　3　4

出所:河村・國分(1996)

平均は3.03点です。この得点があまりに高いようだと，信念の硬直さが見られ，バーンアウトの潜在因子になるかもしれません。同時に低得点の場合も，メンタルヘルスの悪化をきたす恐れがあることを三沢（2011）は示唆しています。適度なビリーフを抱きながら職務に当たることと，柔軟な思考，発想が重要だということでしょう。

　最後に，子どものこころの状態に対する親和性が，職業選択の時点で重要になってくる可能性に言及しておきたいと思います。人それぞれの特性によって，親和性のある発達段階とそうでない発達段階があるように思います。幼児心性は，簡単にいえば1対1でかかわってもらいたい気持ちが前面に出てくるでしょうし，児童期心性としては，「真面目」「勤勉」「いい子」が大事であり，子どもにもそういう態度で接したいという特徴です。一方，思春期心性は，第二次反抗期ともいわれるように，大人に対する疑念や幻滅，失望をもったり，物事を斜めから見たりするような時期といえます。

　このように，それぞれの発達段階に応じて，子どもたちが望んでいる大人からのかかわりは異なり，どの時期に自分自身がより共感的にかかわれるかを理解しておくことは，自身の効力感を保つ上でも非常に重要だといえるでしょう。たとえば，思春期の子どもに教師が児童期心性を前面に出してかかわっても，うまくいかないかもしれません。また，成人期心性はそれぞれの課題が大事であり，そのような心性と親和性がある場合は，被援助者を大人として扱う職業に向いているかもしれません。自分の中で，どの発達段階の子どもがよりかかわりやすいのかをあらかじめ把握しておくことで，自分に適した対人援助職が見えてくるかもしれません。

　教師のメンタルヘルスの予防や維持・向上に関しては，後の「バーンアウト」の項目で見ていこうと思います。

（2）保育者（保育士・幼稚園教諭）のメンタルヘルス

　ここでは，論が煩雑になることを防ぐために，保育士と幼稚園教諭を合わせて保育者と表記することにします。保育者の養成課程にいる大学生たちに「ど

うして保育者になろうと思ったのか」を問うと，多くの場合において「子ども
が好きだから」や「憧れだった先生（保育者）がいるから」といった答えが
返ってきます。したがって，この職業を選択するにあたっては，まず，乳幼児
が「好き」で，興味・関心があることが前提になり，また，ある程度理想化さ
れた保育者像や，ほどよい自分自身の養育体験の影響が大きいように思います。

　一方，実習として一歩現場に出ると，理想化された保育者像だけではこの職
務はやっていけないといった体験もするようです。実習先にもよるとは思いま
すが，大変忙しく充実した実習内容を体験し，さまざまな想いを抱えて大学に
戻ってくる学生も数多くいます。その経験をどう捉えるのかによって，保育者
という職業を選択するか，しないかが決まっていくように思います。

　さて，近年，教師と同様に，保育者のメンタルヘルスの重要性も示唆される
ようになってきています（上村，2011など）。現在の保育現場は，延長保育や休
日保育などの多様なニーズに応じなければならず，保育者の負担も増大してい
ます。同時に，低い給与体系やキャリアアップをあまり望めない状況，人間関
係での消耗など，環境的な要因も保育者に負荷をかけています。そのような現
実を目の当たりにして，理想と現実のギャップに苛まれ，保育の道を断念して
いく学生も中にはいます。そのような環境で働く保育者のメンタルヘルスは直
接かかわる乳幼児の心身発達にも影響を及ぼすと考えられ，非常に重要でしょ
う。

① 保育者とレジリエンス

　まず，レジリエンスという考え方を導入してみたいと思います（第4章第1
節参照）。この言葉は経営や福祉，心理学などさまざまな分野で注目されてい
ます。健康でいようとする面に着眼点があり，「回復力」という元の意味はそ
のままに，分野によりややその専門的な意味が異なるかたちで定義されていま
す。

　ここでは，前提として，近年精神医学の領域で啓蒙されている予防医学的な
考え方としてのレジリエンスについて見ていこうと思います。上述の上村の研

究によると，メンタルヘルスを良好に維持している保育者は総じてレジリエンスが高く，経験年数が長い保育士ほどレジリエンスが高くなることを示しています。保育者におけるソーシャルサポートとこころの健康度に正の相関が見られることから，保育所・幼稚園内での経験年数の異なる保育者による協働関係が有効であろうと考察しています。

　つまり，保育者の資質として，あるいはメンタルヘルスに寄与する要因として，年齢の違う保育者といかに良好な関係を築けるかということが挙げられると考えられます。保育者が退職したいと思う原因の1位に「職場の人間関係」を挙げていることからも，いかに同僚と良好な関係を保つかが，保育者のメンタルヘルスには重要なことなのでしょう。

② 保育内容とストレス

　ここでは，保育者の中心的な業務である保育内容とストレスとの関連について見ていきましょう。

　たとえば，子どもが成人になり育児を終えた母親と，若い保育者では，保育を行う上で何が違うのでしょうか。保育者は保育の専門家ですから，理論，知識，技術をもって子どもたちにかかわる必要があります。まずは，集団の中で子どもたちをみることや，自立に向けた手伝いをすることなどの保育方法や教育方法の習得が大事になるでしょう。その上で保育計画を立てられるようになることが現場では重要です。さらには，小児医学や看護学，栄養学などの知識も子どもたちとかかわる上では必須でしょう。乳幼児は，人や物を含んだ周囲の環境とのかかわり合いの中で成長していきます。それは身体的な成長に限らず，こころの面も同様です。

　ここでは，特に講義で学ぶ発達心理学にかかわる知識は活かせるのか，そして，それが保育者のメンタルヘルスにも寄与するのかどうかを考えてみたいと思います。

③ 発達心理学の知見と保育者のメンタルヘルス

　発達心理学では，主に年齢に応じた情緒や認知，思考の発達を学びます。ほかにもアタッチメント理論や障害について，虐待が与える影響についてなども学んだ上で現場に出ていくことでしょう。これらの知識のような，「子どもを正しく理解する」理論的な準拠枠がないと，子どもへのかかわりは，「生身の」「丸腰の」自分自身ということになります。この場合，手がかりは自分自身の養育体験になります。「自分自身がこう育てられてきたのだから，子どもにも同じように接していこう」，あるいは「こうされて嫌だったから，子どもたちにはそうしないようにしよう」では，専門家とはいえませんし，また，子どもたちとうまくいかなくなったときに，自信を失ってしまうようなことも往々にして起こり得ることです。そして，それは多大なストレスになります。現場での出来事（事象）と理論との照合によって，より冷静に子どもを見る目を養うためにも，知識は必要なのです。ひいてはそれが自身のメンタルヘルスにもつながるのでしょう。

　山川（2009）は，保育者の専門性の向上のためには，経験年数だけではなく，「気になる子」との出会いを「振り返る契機」が重要であると示唆しています。ここで言われている「気になる子」とは，障害をもっていたり，問題行動を起こしたりする子に限らず，保育者が「うまくかかわれなかった子」のことを指しています。彼らとのかかわりを振り返ってみることによって，より理論と現実をつなげて考えやすくなり，成長につながっていくのだと思われます。

④ 保育者の発達段階

　秋田（2000）は，エリクソン（Erikson, E. H.）の発達段階説を援用し，「保育者の発達段階モデル」を提唱しています。そこでは発達段階が5段階に分けられ，その段階ごとの課題と危機が描かれています。

　第1段階は「実習生・新任の段階」であり，この段階ではまず，場に参加することから多くを学びます。しかし，「実践をその場限りの具体的なこととしてしか捉えられず，自分自身の過去の経験や価値判断のみで対処することが多

く，子どもの発達からその行為の意味やつながりをみることができない」ことが多いとされています。また，自分の経験から「先輩の助言に抵抗しようとすることもあり，経験を重視し，子どもと関わるのには本で学ぶ必要などない」と考えたり，また「実際の保育への応用が困難」な段階です。この時期こそ，上述したように「丸腰」でかかわろうとするため，個人の人格へ直接影響が出るような時期であり，メンタルヘルス上の問題も起きやすいと考えられます。

第2段階は「初任の段階」であり，周囲から保育者として認められはじめます。「理論や学んだことを保育に生かせるように」なり，理論体系にも興味を示しはじめる時期です。先輩からの助言や指示を受け入れるようになる一方で，「その内容を十分に理解し，つかいこなせるだけの技術はまだもち合わせていない」時期ですので，必要以上に自己肯定感が低下する可能性があります。

第3段階は「洗練された段階」であり，専門家としての意識が向上してきます。保育の質に関心を払うようになり，「子どもと関わる保育だけではなく，親や家族，子どもを取りまく関係性に働きかけることの必要性を認識するようになる」段階です。ここまでくると，自分は「保育の専門家」であるというアイデンティティが確立され，一専門家として何ができて何ができないのかの見極めがつくようになるため，ある程度精神的に落ち着いて業務に取り組めるようになると考えられます。

第4段階は「複雑な経験に対処できる段階」であり，「自らの経験とものの見方の参照枠組みが統合されてくる」時期です。直接的なかかわりを「より熟練させていく」方向と，後任の養成という2つの大きな流れがあります。

第5段階は「影響力のある段階」であり，体力的には減退してくるものの，現場での出来事を「より抽象度の高い多様な概念とつなぎあわせて考えることが可能になる」といいます。

池田・大川 (2012) は，保育者効力感を規定するポジティブな効果が見られる媒介変数は「専門職としての誇り」「保護者・子どもとの信頼関係」であるという結果を示しており，上記の5段階を含めて考えると，第3段階までに至るプロセス，つまり保育の「専門家」とは何か，という自分なりの答えを得

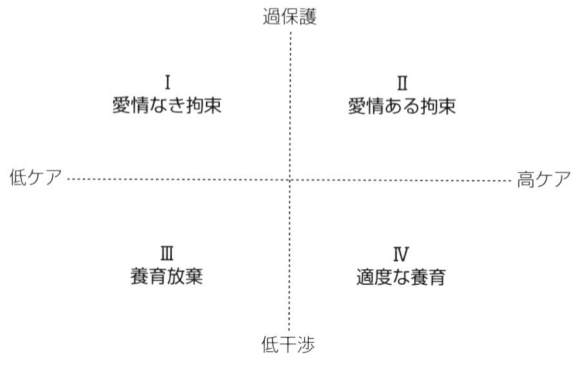

```
                    過保護
                     :
          Ⅰ          :          Ⅱ
      愛情なき拘束     :      愛情ある拘束
                     :
  低ケア ----------------+---------------- 高ケア
                     :
          Ⅲ          :          Ⅳ
        養育放棄       :       適度な養育
                     :
                    低干渉
```

図5-1　養育体験の4領域

出所：Parker et al., (1979)

ことが，保育者のメンタルヘルス向上に寄与するのかもしれません。ちなみに鯨岡（2000）は保育者の専門性として「保育者の計画・立案の専門性」，「保育実践の専門性」，これら2つの専門性を関連づけながら評価し反省する「ふりかえりの専門性」の3つを挙げています。これらは有機的に関連しあい，個の専門性を高めていきます。言い換えれば，いかに知識と経験を有機的に結びつけられるかが，専門性を高め，ひいては個人のメンタルヘルスの安定につながるのではないでしょうか。

⑤ 保育と自分自身の養育体験との関連

　対人援助職に就くにあたって，自身の養育体験の影響は切っても切り離せないといえそうなのは，これまで見てきたとおりです。ここでは，養育体験の影響について，考えてみたいと思います。

　子ども時代（15歳まで）の養育体験について，遡及的に測定する心理学の尺度に，パーカーら（Parker et al., 1979）が作成した「養育体験尺度」（Parental Bonding Instrument；PBI）という質問紙の検査があります。PBIは，現在感じられている15歳までの養育体験（父親・母親それぞれ）を思い出し，回答する検査です。点数によって養育体験を2つの軸から測定し，その2軸をクロスさせて，4領域を作ります（図5-1）。左上から順番に見ていきましょう。

■ コラム12：「自分の養育体験との関連「千と千尋の神隠しより」」

　ここでは，精神分析の視点からも考察がされている（木部，2006など），2001年に大ヒットしたジブリ映画「千と千尋の神隠し」（以下，千と千尋）を用いて，上記養育体験の影響について具体的にみてみようと思います。

　この映画は，主人公の10歳の女の子「千尋」が引っ越しをする場面から始まります。その車での移動中に千尋は妙な世界に迷い込み，両親は豚になってしまいます。そんな両親を救済するために「湯屋」というお湯場で必死になって働き，最後には両親は豚ではないことに気づいて，元の世界に帰っていくというストーリーです。その間に，何人かの子どもに出会うのですが，ここに登場する子どもたちの背景がとても特徴的なのです。

　千尋：どこにでもいそうな一人っ子の多少わがままな少女です。「湯屋」に描かれているシーンからは，親にいろいろと世話をされてきていて，あまり世間のことを知らない少々頼りない部分も見受けられます。しかし，徐々に働き方を身につけ，「湯屋」に欠かせない存在へと成長していきます。これが映画のキャッチフレーズにもあるように「生きる力」として描かれています。

　ハク：「湯屋」で千尋の案内役をしてくれます。中性的な雰囲気のある孤高な男子として描かれています。「湯屋」を取り仕切る「湯婆婆」に仕えていますが，本当の両親は謎に包まれ，時に邪悪な龍に変身したりもします。

　坊：「湯婆婆」に溺愛されている巨大な赤ん坊。非常にわがままに育ち，また「湯婆婆」から「おんも（屋外の意）は黴菌がいっぱい」で，外出したら「病気になる」と言われ育っています。また泣いたら何でも解決すると思っているような節もあります。

　カオナシ：顔がお面で隠れており，誰かを飲み込んで声を借りるしか喋ることもできない，「顔なし，声なし，名前なし，居場所なし」の可哀想な存在です。

　以上の4人の登場人物からPBIを踏まえて養育体験について考えてみましょう。
　最も適した養育と考えられているⅣの領域「適切な養育」には，主人公の「千尋」が当てはまりそうです。思春期の入口に差し掛かった「千尋」は，無銭飲食でお店のものを貪る両親が「豚のように」醜く感じられたことでしょう。このテーマは思春期の反抗期に関連しているように思います。児童期までの絶対的な信頼関係から移行して思春期は親の嫌な面や醜い面が見えてくる時期でもあります。こういった時期を経て両親を一人の大人として認めていくこころの作業をしながら自立

> していくわけですが，そのためには，やはり，児童期までの関係が大事になります。これまで自分に注いでくれた愛情を振り返りながら，「千尋」のようにやはり両親は「豚じゃない」ことに気づいていくのです。現代社会では，結婚式の場にもそういった機能があるのかもしれません。
> 　続いてIの「愛情なき拘束」をみていきましょう。ここに当てはまるのは，「湯婆婆」を母親としてみたときの「ハク」でしょうか。「ハク」は「湯婆婆」の支配下に置かれ，生活を管理されています。一方で，死にかけたときは「湯婆婆」から「殺しちまいな」といわれるなど，愛情を感じられない養育体験をしているように思います。
> 　IIの「愛情ある拘束」についてはどうでしょうか。これは「湯婆婆」を母親としてみたときの「坊」ですね。身体だけは大きくなっても，心持ちは赤ん坊のままです。古くから日本では「かわいい子には旅をさせよ」といわれてきましたが，いくら愛情をもって育てられても，過干渉では社会性が育たないのは，その通りでしょう。精神分析の世界では「ほどよい母親（good enough mother）」といわれる養育ですね。何事も「ほどほど」が大事なのかもしれません。
> 　最後に，IIIの「養育放棄」です。これは，言うまでもなく「カオナシ」が該当するでしょう。「カオナシ」は愛情剥奪児として描かれています。盗みや嘘をついてまで，やさしくしてくれた「千尋」に愛されようとします。その背後，こころの奥底には，強烈な惨めさや怒りがうごめいている様子が見て取れます。
> 　あなたは，誰に（どこの養育体験に）当てはまると感じられますか？

　Iは，過保護に育てられながら，養育者から十分に愛情を注いでもらったとは感じられていない「愛情なき拘束」という領域です。その右側，IIは過保護に育てられ，かつ十分に愛情も受け取ったと感じられている「愛情ある拘束」の領域です。I，IIの領域は過保護，あるいは過干渉な養育体験であったと感じられている領域ですね。

　続いて，左下のIIIは，干渉もされないが，十分にケアもされていなかったと捉えている「養育放棄」の領域ですね。言い換えれば養育者からネグレクトされてきたと体験しているといえます。IVは，養育者から十分に関心を向けられ，かまってもらえたと感じ，かつそこまで過干渉ではなく，自由にさせてくれたと感じている「適度な養育」の領域ですね。

　養育体験は，自分の人生や対人関係に大きな影響を及ぼすように思われますが，自分の養育体験を振り返り，養育者から愛情を注いでもらっていた部分に

も気づくことで、その後の対人関係や愛情形成の方法にも、ポジティブな効果が生まれることが示唆されてきています。一度自分の養育体験を振り返ってみることも、対人援助職に就く前に必要なことかもしれません。

（3）看護師のメンタルヘルス

続いて、ここでは、対人援助職の中核的な存在の1つであると考えられる、看護師のメンタルヘルスについてみていきます。教師の場合は、教える、指導するといった面がその職業の中心的な構成要素であると思いますが、看護師の場合は「ケア」そのものが、職務の中核にあります。

ケアとは、メイヤロフ（Mayeroff, 1971）が指摘するところによると、「他者の成長を援助する過程で自分自身を実現する」ところにその本質があります。つまり、看護師の場合はケアを提供する中で、自分自身が専門性を身につけ、変化し「社会化」していくといえるでしょう。

① 魅力ある病院

1980年代から、アメリカの病院で「マグネット・ホスピタル」という「高い職務満足を示し、良質のケアを提供できる看護師を引きつけ定着させている病院」という捉え方が普及し、そのような魅力ある病院を目指すべく、90年代からその認定制度も開始されています。「マグネット」とは、磁石や磁力のことであり、病院に「専門家の看護師（professional nurses）」を引きつけることであると定義されています。

この「専門家」の看護師という定義はレディ（Leddy, 1998）によれば、金銭的報酬を得るための仕事とみなすのではなく、看護倫理の基準に基づいた専門的な看護実践にコミットし職責を果たす「専門家」として言及しています。翻って、「専門的」でないナースは「マグネット・ホスピタル」には引きつけられないということになるでしょう。

② 看護の質を担保するための職場環境の重要性

日本においては，未だ「マグネット・ホスピタル」に認定された病院はありませんが，看護の立場から「マグネティズム」について研究している増野（2013）は，「マグネット・ホスピタル」たる背景に存在する「看護の卓越性」についても触れています。そこでは，看護の質を担保するための職場環境の重要性が述べられています。

アメリカのUCLA（カリフォルニア大学ロサンゼルス校）病院では，看護指針として「看護の専門家として患者に何ができるか」や「患者にどんな変化を起こせるか」という理念や基準が設けられており，たとえば，患者にかかわる時間の量や質と，褥瘡や転倒の発生率との関連をモニターでチェックするなどして，エビデンスに基づいたケアに力を注いでいます。また，1人の看護師が5人以上（集中治療室；ICUでは1人あたり2人以内）診てはいけないとカリフォルニア州の法律で定められており，組織として看護師のメンタルヘルスを維持，向上させる体制が整えられているといえます。

③ 看護師のケア

では具体的に看護師の患者（被援助者）へのケアについて考えたいと思います。

ケアには3段階あるといわれています。それは，①人として他者をケアすること，②対人援助職として他者をケアすること，そして，③ケアの専門家として他者をケアすること，に大きく分けることができます。

①は社会生活を営む上での配慮であり，たとえば，電車で席を譲るなどがここに該当するでしょう。②に関しては，それぞれの対人援助職によって求められることが異なるので，それぞれの対人援助職ごとに考えていく必要があります。そして看護師は③の専門家としてのケアが求められる職種であることに異論はないでしょう。

看護の領域では，ケアとは人への関心や気遣い，配慮のことを指します。そして，それらは，マナーという行為に現れるため，看護師の養成課程では，ま

コラム13：「心理療法とメンタルヘルス」

　心理士を訪れてくる人たちは，生活上，あるいはその人生において，何らかの問題や苦悩を抱えてくるわけですから，そこに浮遊している負の感情は間違いなくあるわけです。しかし，心理療法の立場によってその扱い方はさまざまです。無意識的なかかわりを重視する精神分析（的心理療法）の立場では，負の感情をセラピストが一旦引き受けて，クライエントとの関係で起こっていることを一緒に考えていきます。そして，その関係は，重要な他者との関係が繰り返されていること（これを「再演」といいます）を話し合っていき，それでも自分のことを考えてくれる対

表5-2　防衛機制

防衛機制	内　　容
抑　圧	受け入れがたい欲求や感情を抑え無意識の層へ追いやる。夢に出てきたりする。
投　影	自分の感情を相手のものと考えたり，自分以外の問題とすること。 例）嫌いな人に対して，「あの人が私のことを嫌いだから」と言ったり，試験のできが悪かったのは問題が悪かったからだと言ったりする
反動形成	受け入れがたい欲求や感情を反対方向の行動で示す。 例）好きな子ができた。でもうまく話せない。嫌いだと思い込み，スカートめくりなどのいじわるな行動をする
置き換え	特定の対象への感情を，別の対象に向け換える。 例）誰かに対して腹が立った感情を，カラオケなどで解消しようとする
知性化	自分の知識を用いて，客観的に理解しようとして，あまり感情的にならないようにする。
合理化	論理的な理由をつけて，合理的に説明する。 例）無人島にいて，お腹がすいている状態で，木にぶどうがなっているのをみつける。しかし届かない。「あのぶどうはまだすっぱい」と自分を納得させる
昇　華	反社会的な欲求や感情を社会的に価値のある方向へ向ける。 例）性的な欲求を，スポーツに向け全国大会を目指す
解　離	こころにとどめておけない出来事の記憶をないことにしてしまう。

象がクライエントのこころの中に根づく作業をしていくわけです（これをワークスルーといいます）。したがって，大変，時間のかかる，根気がいる作業になります。

　一方，行動療法の立場では，観察可能な行動自体を対象にしたアプローチをとります。クライエントへの環境刺激を重視し，その刺激に対する認知を修正したり（認知行動療法），適応的な行動がとれるような刺激に入力し直したりする環境を考えたりすることで，結果，気持ちも楽になり，より適応的な生活が送りやすくなるといった考え方なので，治療期間も比較的短期で，また治療者の心理的負担もまだ少ないかもしれません。他にも多種多様な心理療法の立場があります。しかし，どの立場においても心理士になり，心理療法を行っていくにあたっては専門的なトレーニングが不可欠であることに変わりはありません。

　また，心理学の理論に「防衛機制」という考え方があります。人間は，日々さまざまなストレスや葛藤にさらされて生きていくわけですが，それらの処理の方法のことを指します。精神分析の創始者であるフロイトは「防衛機制」を表5-2のように分析しています。そして，「防衛機制」は意識的，無意識的にこころが行っている作業です。自分がどの防衛機制をよく用いやすいのか，偏りはないか，その防衛機制で十分に対処できているかなどを振り返り，さまざまな方法でストレスや葛藤を切り抜けられることが，援助者として十分に機能する上では重要であるといえるでしょう。

ずマナー学習がとても重要視されます。それは挨拶や身だしなみからはじまり，患者とのコミュニケーションや，具体的な医療行為に及びます。

　医療が発達して，医療が機械化してくると，そこに反比例して，人間としての温かみのあるかかわりをする機会自体が失われてきたことが示唆されています。看護の「看」の字は，「手」と「目」を使ってケアをするという字源であり，看護師が行う「手当て」は文字通り患者に手を当てて診るということから，患者との触れ合いの中で生まれてくる行為が中核を担うといえるかもしれません。そして，看護師として，機械ではなく看護技術を身につけた人間にしかできないケアを行っているという有能感が，看護師のメンタルヘルスにつながっていくと考えられます。

④ 多職種協働

また，看護師はケアを求めている患者に接する中で，当然一人ですべてを抱えるわけにはいきません。投薬は主治医が決めることですし，リハビリなどの身体管理は理学療法士がしたりします。つまり，他職種，他の医療スタッフとの協働関係の中での仕事が必須の立場にあります。一人で抱え込まずに，患者の情報を多職種と共有しながら，分担して職務を全うする，協働関係モデルを念頭に置き，自分の専門性，看護師の場合は，医療に基づくケアに関する能力を発揮することが重要なテーマです。

2 対人援助職におけるメンタルヘルスで大切な視点

(1) バーンアウト

先に，教師のメンタルヘルスのところで見てきたように，教師のうち，毎年5,000人前後が精神疾患によって燃え尽き，離職していきます。ここでは，燃え尽き，つまり，バーンアウトについて，その種別，プロセス，コーピング（対処）について見ていきます。

① バーンアウト（燃え尽き症候群）

バーンアウトとは，身体的疲労と感情の枯渇を示すとともに働く意欲の喪失も含めた対人援助職特有のストレス反応のことをいいます。それは，一時的で単一のストレスではなく，個人の特性や周囲の環境要因，強大なストレッサーを長期的・複合的に体験することによって引き起こされ，それぞれの症状へ至るという，一連のプロセスを経て進行することが報告されています（Lewin & Sager, 2007など）。

② バーンアウトプロセス

バーンアウトの尺度を作成したマスラックは，因子項目として，疲弊である

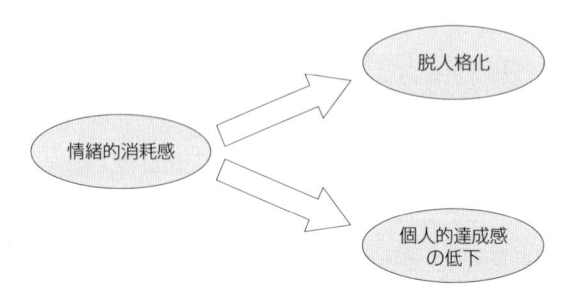

図5-2 レイターによるバーンアウトプロセスモデル
出所：Leiter (1993) より作成

「情緒的消耗感」を挙げています。ここでの強調点は，身体的というよりもむしろ，「情緒」的な資源の消耗にあります。続いて，人間関係を避けたり仕事に興味がもてなくなったりする「脱人格化」，さらに仕事の成果に伴って感じる成功感や効力感を感じにくくなる「個人的達成感の低下」を挙げています。多くのバーンアウトに関する研究者の間では「情緒的消耗感」を主症状として捉え，残りの2因子は，消耗による結果であろうと考えられています。この尺度を用いて，教師のバーンアウト実態を調査した三沢（2012）の研究では，「情緒的消耗」を感じている教師は55.9％いることを明らかにしています。一方で「脱人格化」や「個人的達成感の低下」のスコアはやや低いことから，「疲弊しながらも同僚や児童生徒とともに達成感を感じながら日々の生活を送っている」と考察しています。

　では，バーンアウト状態に陥るまでに，どのようなプロセスを辿るのでしょうか。多くの研究で，レイター（Leiter, 1993）が示したような，「情緒的消耗感」を経て，「脱人格化」や「個人的達成感の低下」，休職，離職という，バーンアウトプロセスが検証されてきています（図5-2）。さらにその以前の段階として，ブラムホールとエゼル（Bramhall & Ezell, 1981）は，「高い理想が職務へのモチベーションになることは当然だが，あまりに現実とかけ離れた理想をもつことは，バーンアウトの要因になる」と指摘しています。

　しかし，対人援助職に就こうと思う人は，そこに大小何らかのきっかけや出

来事，動機があるはずなので，言い方を変えれば，バーンアウトしやすい特性をもっているのかもしれません。やはり，なぜ自分が対人援助職に就きたいのかを，その養成課程のうちに（学生のうちに）問うておくことは非常に重要だと考えられます。それは，コーデスとダーガティ（Cordes & Dagherty, 1993）が示唆するように，未経験な人ほど達成への期待，職務それ自体への期待，そして職務の遂行をサポートする組織への期待が高く，たとえば教師は，子どものために何とかしたい，こう教育すればよい体験を得られ，きっと子どもたちも成長して，立派な大人になるはずだといった信念をもちやすいように思います。そして，対人援助職に就く人の考え方や信念によっては，よりバーンアウトして休職や離職に追い込まれやすくなるケースがあるように思われます。

③ バーンアウト予防とストレス対処法

続いて，バーンアウト予防とストレス対処方法にも触れておこうと思います。対人援助職を目指す人は，やはり前提として，なぜ自分は対人援助職に就きたいのかを内省しておくことは非常に重要であり，レムコーら（Remkau et al., 1987）は，対人援助職には，感受性の高さと，技術的に卓越した能力が求められると述べています。それでも対人援助の職務は激務といわれるようなものも多く，その都度，予防やコーピングも必要になってくるでしょう。何といっても睡眠時間の確保と安定した生活習慣が重要だと多くの研究で主張されています（諸富，2009など）。

また田尾・久保（1996）は，同僚や友人よりも，配偶者が相談相手になっている者のバーンアウト得点が低いことから，家族の支えが重要だと述べています。さらに森（2007）の公立中学校教師に対してバーンアウトの状況やそのプロセスを調査した研究では，生徒や保護者と同様に，同僚教員に起因するストレッサーもバーンアウトに影響を及ぼすことを示唆しています。したがって教師間や同僚間での信頼関係や協働しやすい環境作り，特に職場でのあたたかい雰囲気が求められているといえるでしょう。

④ バーンアウトからの回復

　久保（2007）はバーンアウトからの回復過程についても当事者へのインタビュー調査の結果から6段階に分けて描写しています。

　第1段階は「問題を認める」段階であり，心身の不調や意欲の減退に，心理的な要素が深くかかわっていることを自覚することが焦点になります。第2段階は，「仕事から距離をとる」段階であり，仕事にかかわるさまざまな思いを断ち切る必要がある段階です。仕事を続けながら心理的な距離をとることは難しく，休職することで，職場との間に「物理的な」距離をとり，ようやくこの段階を迎える人が多いと考えられています。第3段階は，「健康を回復する」段階であり，仕事から距離をとり心身ともにリラックスすることが重要な時期です。この時期は寝ることが最高の特効薬であったと述べている人が多く見られたようです。その後多忙な日常で忘れかけていた趣味や新しい活動などに，気負うことなく，時間を費やすようになってきます。第4段階は「価値観を問い直す」段階であり，「自分自身を再発見した」時期とも換言されています。生活の中で何を大切にし，何をあらためるかを自分自身に問い直す作業をする時期といえるでしょう。第5段階は「働きの場を探す」段階であり，外の世界との接触を取り戻し，社会生活を再開する時期で，新たな自分の価値観との照合が求められます。第6段階は「断ち切り，変化する」段階であり，新しいライフスタイルの出発点といえます。

（2）ケ　ア

　看護師のメンタルヘルスのところで，ケアについて見てきましたが，他者をケアすることばかりに気を取られていて，自分自身のケアがおろそかになってしまうと，特に医療現場では深刻な医療ミスが起きやすくなります。それを防ぐためにも，自分自身の心身のケアは不可欠です。

　「レスキューファンタジー」という言葉があります。日本語にすると「救済願望」となりましょうか。「自分はこの患者の力になれるかもしれない」「この患者をよくするために，少しでも力になりたい」といったぐらいなら必要な特

性や有能感といえるのでしょうが,「この患者を助けられるのは自分しかいない」「この人をわかってあげられるのは自分しかいない」となってくると自身への心理的負担も増してきます。ここには,これまで十分にケアされなかった自分自身や,傷ついた自己が患者に「投影」されるメカニズムが働いていると考えられます。つまり,傷ついた自分自身を患者の中に見て,自分自身を助けようとする行為を繰り返している状態なのです。したがって,教師のメンタルヘルスのところでも少し見ましたが,なぜ対人援助職に就きたいのかという理由を考えることが,やはり自分自身のメンタルヘルスを保つ上では非常に重要なことです。

「自分しか助けられない」といった考えをもって患者にかかわっていると,心身ともに疲弊し,さらに十分な援助を提供できなかったときに,自分自身の無能力さに打ちひしがれるばかりでなく,時には「こんなに頑張ってかかわっているのに,全然よくならないなんて,なんて悪い患者だ」と,患者を責めたりすることにもつながりかねません。対人援助職におけるセルフケアの第一歩は,現状において自分自身には何ができて何が未だできないのかを十分に把握しておくこと,そして,傷ついた自分自身の存在に目を向けておくことであるといえるかもしれません。

(3) ストレスコーピング

対人援助職に従事する上では,日常生活でも自分自身のストレスコーピング方法をもっておくことは大事です。中村ら (2006) は看護師のストレスコーピングにおいて,考えていることを誰かに相談したり,楽観的に考えたり,気晴らしのために誰かと話したり,他のことを考えたりする情動焦点型の獲得によってストレスは軽減される一方,「過食」あるいは「たくさん食べる」という方略がメンタルヘルスに悪影響をもたらすことを示し,それによってストレス反応を強め,かつ生きがい感を低下させる恐れがあると述べています。やはり,気持ちのコントロールがメンタルヘルスを保つ上で重要であるといえるでしょう。

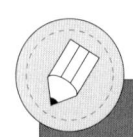

やってみましょう

ワーク5-2:「ストレスコーピング方法の確認」

みなさん，以下の問いに答えてみてください。

・どのようなときにストレスを感じますか？

・日頃どのようなコーピングを行っていますか？

・どのようなコーピングが有効だと思いますか？

・続いて，みなさんが実際どのようなストレスコーピングを行っているか，ここで確認してみましょう。

ストレス対処行動表（Coping Inventory for Stressful Situations；CISS）（一部抜粋）

　いろいろな出来事についての対応の仕方は人によってさまざまです。苦しくて，つらい出来事が起こっているときのいろいろな対処方法のリストを下にあげました。苦しくてつらい状況が起こったときにそれぞれの対処方法を自分がどれくらい用いるか，最もあなたにあてはまる番号ひとつに○をつけて下さい。

【選択肢】
　1…したことがない　　2…まれにそうする　　3…ときどきそうする
　4…だいたい　　5…いつもそうする

課題優先対処					
もっと上手に時間の予定を立てる	1	2	3	4	5
問題に焦点を当てて，どうすれば解決できるかを考える	1	2	3	4	5
自分がベストだと思うことをする	1	2	3	4	5
何を優先すべきかをはっきりさせる	1	2	3	4	5
類似の問題を今までどのように解決してきたかを考える	1	2	3	4	5
情緒優先対処					
グズグズしていることで自分を非難する	1	2	3	4	5
体のあちこちが痛いことにとらわれる	1	2	3	4	5
こんな状況におちいったことで自分を非難する	1	2	3	4	5
うまく対処できないのではないかと不安に思う	1	2	3	4	5
非常に緊張する	1	2	3	4	5
回避優先対処					
以前の良かった頃のことを考える	1	2	3	4	5
他の人と一緒にいるようにする	1	2	3	4	5
ウィンドウ・ショッピングをする	1	2	3	4	5
寝ようとする	1	2	3	4	5
好物の食べ物やスナックを買う	1	2	3	4	5

出所：古川ら（1993）より一部抜粋し作成

　いかがでしたか。この質問項目は，ストレスを感じたときに，何を優先に対処するかを測定するものです。エンドラーが中心となって考案したストレスコーピングに関する尺度で，日本語版は古川ら（1993）によって作成されています。
　ストレス状況に対して，問題になっている出来事に対して冷静に判断したり計画的に行動するといった対処法である「課題優先対処」（16項目）や，感情を発散したり，感情を変化させたりする対処法である「情緒優先対処」（16項目），問題となっている状況から逃げ出し，考えないようにしたりするといった対処法である「回避優先対処」（16項目）から構成されており，「したことがない」

から「いつもそうする」の5件法で評価します。
　まずは，自分自身のコーピング傾向を知っておくことが重要ですね。そして，幅広く，状況に応じてさまざまな方略を用いることができた方が，メンタルヘルスの保持，向上につながると考えられます。

文献一覧

序　章

Baron-Cohen, S., Leslie, A. M., & Frith, U. (1985). Does the autistic child have a "theory of mind"? *Cognition*, **21**, 37-46.

まさきまほこ（2013）．もう独りにしないで――解離を背景にもつ精神科医の摂食障害からの回復　星和書店

第 1 章

American Psychiatric Association (2000). *Diagnostic and statistical manual of mental disorders, the 4th edition text revision*. American Psychiatric Association.

American Psychiatric Association (2013). *Diagnostic and statistical manual of mental disorders, the 5th edition text revision*. American Psychiatric Association.

ボウルビィ，J．黒田実郎（訳）（1967）．乳幼児の精神衛生　岩崎学術出版社

ドーキンス，R．日高敏隆ほか（訳）（1991）．利己的な遺伝子　紀伊国屋書店

エリクソン，E. H.　村瀬孝雄・近藤邦夫（訳）（1989）．ライフサイクル，その完結　みすず書房

エリクソン，E. H.　西平直ほか（訳）（2011）．アイデンティティとライフサイクル　誠信書房

フロイト，S．高橋義孝ほか（訳）（1971）．精神分析入門　人文書院

ゲゼル，A．依田新・岡宏子（訳）（1967）．乳幼児の発達と指導　家政教育社

Haeckel, E. (1874). *Anthropogenie order Entwickelungeschichte des Menschen*. Wilhelm Engelmann.

浜田寿美男（2005）．生きるかたちと断念　麻生武・浜田寿美男（編）よくわかる臨床発達心理学　ミネルヴァ書房

飯田真・笠原嘉・河合隼雄ほか（編）（1983）．ライフサイクル　岩波書店

Ishii, N. (2011). Mental Support for Mothers of Children with Developmental Disorders. *Creating New Science for Services*, 29-48.

石井信子・藤井裕子・森和子（2005）．くらしにいかす心のサイエンス　三和書房

石井信子・藤井裕子・森和子・杉原康子（2008）．乳幼児発達臨床と保育カウンセリング　ふくろう出版

石井信子・杉原康子・藤井裕子（2006）．乳幼児発達臨床の基礎　ふくろう出版

Johnson, A. M. et al., (1941). School phobia. *American Journal of Orthopsychiarity*, **11**, 702-708.

カナー，L．黒丸正四郎・牧田清志（訳）（1978）．カナー児童精神医学　医学書院

Kanner, L. & Eisenberg, L (1956). Early infantile autism, 1943-1955. *American Journal of Orthopsychiarity*, **26**, 55-65.

河合隼雄（1996）．大人になることのむずかしさ　岩波書店

河合隼雄（1997）．老いるとはどういうことか　講談社

国立社会保障・人口問題研究所（2013）．人口統計資料集

厚生労働省（2013）．統計白書　平均余命の年次推移

厚生労働省（2013）．統計白書　人工妊娠中絶の推移

倉谷滋（2005）．個体発生は進化をくりかえすのか　岩波書店

Lebovivici, S. (1988). Fantasmatic and interaction intergenerational transmission. *Infant Mental Health Journal*, **9** (1),10-19.

牧田清志（1977）．児童精神医学総説　安田生命社会事業団

森谷寛之（1986）．イメージの多様性とその統合――マンダラ画法について　日本心理臨床学研究，**3** (2)，71-82．

村井潤一（編）（1977）．発達の理論　ミネルヴァ書房

NHK 取材班（1989）．NHK 驚異の小宇宙　人体1　生命誕生　日本放送出版協会

岡本夏木・清水御代明・村井潤一（監修）（1995）．発達心理学辞典　ミネルヴァ書房

小此木啓吾（1978）．モラトリアム人間の時代　中央公論社

パルマー，P．Disk Potato House（訳）（1991）．泣こう　径書房

パルマー，P．Disk Potato House（訳）（1991）．怒ろう　径書房

ポルトマン，A．高木正孝（訳）（1961）．人間はどこまで動物か　岩波新書

斎藤学（1989）．家族依存症　誠信書房

サリヴァン，H. S．中井久夫ほか（訳）（1990）．精神医学は対人関係論である　みすず書房

佐野洋子（1987）．ふつうがえらい　筑摩書房

清水將之（1996）．思春期のこころ　日本放送出版協会

総務省（2010）．国勢調査

スターン　小此木啓吾ほか（訳）（1989）．乳児の対人世界　岩崎学術出版社

多田富雄・今村仁司（編）日野原重明ほか（著）（1987）．老いの様式　誠信書房

髙木隆郎（編）（2009）．自閉症　星和書店

滝川一廣（2004）．心の本質とは何か　筑摩書房

テイラー，N.（1996）．赤ちゃんの誕生　あすなろ書房

氏原寛・亀口憲治・成田善弘・東山紘久・山中康裕（1992）．心理臨床大辞典　培風館

World Health Organization (1992). *The ICD-10 classificationICD-10 of mental and behavioural disorders.*（融道男ほか（監訳）（2005）．精神および行動の障害　医学書院）

柳澤桂子（1997）．われわれはなぜ死ぬのか　草思社

頼藤和寛（2001）．ある精神科医の耐病記　文春新書

ユング，C. G. 河合隼雄ほか（訳）（1972）．ユング自伝1　みすず書房

第2章

Blumenthal, J. A., Jiang, W., Waugh, R. A., Frid, D. J., Morris, J. J., Coleman, R. E., Hanson, M., Babyak, M., Thyrum, E. T., Krantz, D. S. et al. (1995). Mental stress-induced ischemia in the laboratory and ambulatory ischemia during daily life. *Association and hemodynamic features. Circulation.* **92**, 2102-2108.

Cannon, W. B. (1929). Organization for physiological homeostasis. *Physiol Rev,* **9**, 399-431.

Cohen, S., Tyrrell, D. A. J., & Smith, A. P. (1991). Psychological stress and susceptibility to the common cold. N Engl J Med 325：606

Folkman, S., & Lazarus, R. S. (1988). The relationship between coping and emotion：implications for theory and research. *Soc Sci Medaw.* **26**, 309-317.

Holmes, T. H., & Rahe, R. H. (1967). The social readjustment rating scale. J. Psychosom. *Res,* **11**, 213-218.

Hurrell, J. J. & McLaney, M. A. (1988). Exposure to job stresser new psychometric instrument. *Scand J Work Environ Health.* **14** (1), 27-28.

Kanner, A. D., Coyne, J. C., Schaefer, C., & Lazarus, R. S. (1981). Comparison of two modes of stress measurement：daily hassles and uplifts versus major life events. *J Behav Med.* **4**, 1-39.

Lazarus, R. S. (1966). *Psychological stress and the coping process.* McGraw-Hill.

Lazarus, R. S. & Folkman, S. (1984). *Stress, Appraisal, and Coping.* Springer.

Markovitz, J. H., Matthews, K. A., Kannel, W. B., Cobb, J. L., & D'Agostino, R. B. (1993). Psychological predictors of hypertension in the Framingham study. Is there tension in hypertension? *JAMA,* **270**, 2439-2443

Morimoto, K., Tan, N., Nishiyasu, T., Sone, R., & Murakami, N. (2000). Spontaneous wheel running attenuates cardiovascular responses to stress in rats. *Pflügers Archiv,* **440**, 216-22.

Morimoto, K., Kurahashi, Y., Shintani-Ishida, K., Kawamura, N., Miyashita, M, Uji. M, Tan, N., & Yoshida, K. (2004). Estrogen replacement suppresses stress-induced cardiovascular responses in ovariectomized rats. *Am J Physiol, Heart Circ Physiol.* **287**, H1950-1956.

Myers, A., & Dewar, H. A. (1975). Circumstances attending 100 sudden deaths from coronary artery disease with coroner's necropsies. *Br Heart J,* **37**, 1133-1143.

日本心身医学会教育研修委員会（編）(1991)．心身医学の新しい診療指針　心身医，**31** (7), 537-573.

Ogawa, K., Tsuji, I., Shiono, K., & Hisamichi, S. (2000). Increased acute myocardial infarction mortality following the 1995 Great Hanshin-Awaji earthquake in Japan. *Int J Epidemiol.* **29** (3), 449-455.

Rosengren, A., Hawken, S., Ounpuu, S., Sliwa, K., Zubaid, M., Almahmeed, W. A., Blackett, K. N., Sitthi-amorn, C., Sato, H., & Yusuf, S.; INTERHEART investigators. (2004). Association of psychosocial risk factors with risk of acute myocardial infarction in 11119 cases and 13648 controls from 52 countries (the INTERHEART study): case-control study. *Lancet,* **364** (9438), 953-962

Rozanski, A., Bairey, C. N., Krantz, D. S., Friedman, J., Resser, K. J., Morell, M., Hilton-Chalfen, S., Hestrin, L., Bietendorf, J., & Berman, D. S. (1988). Mental stress and the induction of silent myocardial ischemia in patients with coronary artery disease. *N Engl J Med,* **318**, 1005-12.

Selye, H. (1936). A syndrome produced by diverse nocuous agents. *Nature,* **138**, 32.

Selye, H. (1946). The general adaptation syndrome and the disease of adaptation. *Journal Clinical Endocrinology*, **6**, 117-230.

第3章

American Psychiatric Association (2013). *Diagnostic and statistical manual of mental disorders, the 5th edition text revision.*（American Psychiatric Association（著）高橋三郎・大野裕（監訳）染矢俊幸・神庭重信・尾崎紀夫・三村將・村井俊哉（訳）(2014) DSM-5 精神疾患の診断・統計マニュアル　医学書院）

Harrington, A. (2012). The fall of the schizophrenogenic mother. *Lancet*, **379**, 1292-1293.

村井俊哉・野間俊一・深尾憲二朗（編）(2012)．精神医学へのいざない――脳・こころ・社会のインターフェイス　創元社

中村ユキ　福田正人（監修）(2011)．マンガでわかる！　統合失調症　日本評論社

第4章

赤田太郎 (2010)．保育士ストレス評定尺度の作成と信頼性・妥当性の検討　心理学研究, **81** (2), 158-166.

赤田太郎 (2013)．実習や学生生活が辛くなった時に自分を守る臨床心理学　児玉衣子・中根真・森久佳（編）　子どもと関わるヴィツーソリューション, pp. 147-164.

Alden, L. (1984). An attritional analysis of assertiveness. *Cognitive Therapy and Research*, **8**, 607-618.

American Psychiatric Association（編）(2003)．高橋三郎・大野裕・染矢俊幸（訳）DSM-IV-TR 精神疾患の分類と診断の手引　医学書院

Awata, S. (2002). WHO-5 精神健康状態表 (1998年版) 日本語版 (Psychiatric Research Unit, WHO Collaborating Center for Mental Health DK-3400 Hillerod.)

Bandura, A. (1977). self-efficacy: Toward a unifying theory of behavioral change. *Psychological Review*, **84**, 191-215.

Camelli, D., Dame, A., Swan, G., & Rosenman, R. (1991). chages in Type A behavior: A27-year follow-up of the Western Collaborative Group Study. *Journal of Behavioral Medicine*, **14**, 593-606.

Christoff, K. E. & Kelly, J. A. (1985). A behavioral approach to social skills training. In L. L'Abate & M.A.Milan (Eds.) *Handbook of social skill training and research.* Wiley.

Cooper, C. L., & Dewe, P. (2004). *Stress: A Brief History*, 1st ed. Blackwell Publishing.（クーパー C. L.・デューイ P.　大塚泰正・岩崎健二・高橋修・京谷美奈子・鈴木綾子（訳）(2006)．ストレスの心理学　その歴史と展望　北大路書房）

Friedman, M., & Rosenman, R. H. (1974).　*Type A behavior and your heart.* Knopf.

DeFrank, R. S. ,& Cooper, C. L. (1987).　Worksite stress management interventions: Their effectiveness and conceptualization.　*Journal of Managerial Psychology*, **2**, 40-50.

Gregson, O., & Looker, T. (1996).　In P. Stephen. & D. Windy. (Eds.) *Stress Management And Counselling ; Theory, Practice, Research and Methodology.* Cassell.（グレンソン，O.・ルッカー，T.　松田英子（訳）ストレスマネジメントの生物学的基礎　パーマー S.・ドライデン W.（編）．内山喜久雄（監訳）(2002)．ストレスマネジメントと職場カウンセリング　川島書店，pp. 21-37.）

堀公俊（2010）．チーム・ファシリテーション――最強の組織を作る12のステップ　朝日新聞出版

五十嵐透子（2001）．リラクセーション法の理論と実際――ヘルスケア・ワーカーのための行動療法入門　医歯薬出版株式会社

岩田昇（1997）．ストレッサー評価方法とその意義　1．ストレッサー測定および評価法の概要　産業ストレス研究，**4**，23-29.

岩田昇（2011）．ストレス科学事典　日本ストレス学会（監修）　実務教育出版 p. 583.

Karasek, R. A. (1979).　Job demands, job decision latitude, and mental strain: Implications for job redesign. *Administrative Science Quarterly*, **24**, 285-307.

川上憲人（1999）．職業性ストレス理論の変遷と現状　ストレス科学，**13**，230-237.

川上憲人ほか（2011）．厚生労働省厚生労働科学研究費補助金労働安全衛生総合研究事業労働者のメンタルヘルス不調の第一次予防の浸透手法に関する調査研究

経済産業省（2007）．企業の「求める人材像調査」

経済産業省　社会人基礎力　http://www.meti.go.jp/policy/kisoryoku/（2015年2月閲覧）

厚生労働省労働基準局（2006）．労働者の心の健康の保持増進のための指針について．平成18年3月31日．

厚生労働省（2009）．第6回21世紀成年者縦断調査（国民の生活に関する継続調査）

厚生労働省（2012）．平成24年労働者健康状況調査

小杉正太郎（2002）．職業性ストレス評価法の今後の課題　産業ストレス研究, **9**, 233-241．

Mayo, E. (1946). The Human problems of an Industrial Civilization. 2nd ed. Boston: Harvard University（村本榮一（訳）（1951）．産業文明における人間問題　第2版　日本能率協会）

Masten, A. S., Best, K. M., & Garmezy, N. (1990). Resilience and development. *Development and Psychopathology*, **2**, 425-444.

中野美香（2010）．大学1年生からのコミュニケーション入門　ナカニシヤ出版

中野敬子（2005）．ストレス・マネジメント入門——自己診断と対処法を学ぶ　金剛出版

Quick, J. C. & Quick, J. D. (1984). *Organizational Stress and Preventive Management*, McGraw-Hill.

ラザルス，R. S. フォルクマン，S　本明寛・春木豊・織田正美（監訳）（1991）．ストレスの心理学——認知的評価と対処の研究　実務教育出版（Lazarus, R. S. & Folkman, S. (1984). *Stress, appraisal and coping*. Springer.）

Selye, H. (1956). *The Stress of Life*. McGraw-Hill.

Siegrist, J. (1996). Adverse health effects of high-effort/low-reward conditions. *Journal of Occupational Health Psychology*. **1** (1), 27-41.

種市康太郎（2001）．企業従業員におけるソーシャルサポートの心理的ストレス反応低減効果の検討　早稲田大学博士論文

Tuner, R. J., & Wheaton, B. (1997). Checklist measurement of stressful life events, In S, Cohen, R. C. Kassler, & L. U. Gorden (Eds.) *Measuring stress : A Guide for Health and Social Scientists*, Oxford University Press, pp. 29-58.

渡辺尚子・中村博文・馬場薫・眞野喜洋（2007）．日本の看護師に対するストレスマネジメントに関する文献研究（人間科学編）千葉県立衛生短期大学紀要, **26** (1), 157-162．

山中寛（2000）．ストレスマネジメント教育の概要　山中寛・富永良喜（編）動作とイメージによるストレスマネジメント教育　基礎編　北大路書房, pp. 1-13.

第 5 章

秋田喜代美（2000）．保育者のライフステージと危機　発達，**83**，48-52．

Bramhall, M. & Ezell, S. (1981). How burned out are you? *Public Welfere*, **39**, 23-27.

Cooper, C. L., Cooper, R. D., & Eaker, L. H. (1988). *Living with stress*. Penguin Health.

Cordes, C. L., & Dougherty, T. W. (1993). A review and an integration of research on job burnout, *Academy of Management Review*, **18**, 621-656.

古川壽亮（1993）．CISS（Coping Inventory for Stressful Situations）日本語版の信頼性と妥当性——対処行動の比較文化的研究への寄与　精神神経学雑誌，**95**（8），602-621.

池田幸代・大川一郎（2012）．保育士・幼稚園教諭のストレッサーが職務に対する精神状態に及ぼす影響：保育者の職務や職場環境に対する認識を媒介変数として　発達心理学研究，**23**（1），23-35．

河村茂雄・國分康孝（1996）．小学校における教師特有のビリーフについての調査研究　カウンセリング研究，**29**，44-54．

木部則雄（2006）．こどもの精神分析　クライン派・対象関係論からのアプローチ　岩崎学術出版社

菊池章夫（1988）．思いやりを科学する——向社会的行動の心理とスキル　川島書店

久保真人（2007）．バーンアウト（燃え尽き症候群）——ヒューマンサービス職のストレス　日本労働研究雑誌，**558**，54-64．

鯨岡峻（2000）保育者の専門性とはなにか　発達，**83**，53-60．

Leddy, S. (1998). The professional nurse. In S. Leddy & J. M. Pepper (Ed). *Conceptual bases of professional nursing*. Lippincott, 3-21.

Leiter, M. P. (1993). Bornout as developmental process: Consideration of models. In W. B. Schaufeli., C. Maslach. & T. Marek. (Eds) *Professional burnout*, pp. 237-250.

Lemkau, J. P., Rafferty, J. P., Purdy, R. R., & Rudisill, J. R. (1987). Sex role stress and job burnout among family practice physicians, *Journal of Vocational Behavior*, **31**, 81-90.

Lewin, J. E., & Sager, J. K. (2007). A process model of burnout among salespeople :

some new thoughts, *Journal of Business Research*, **60**, 1216-1224.
Maslach, C., & Jackson, S. E. (1982). *The Maslach Burnout Inventory*. Consulting Psychologists Press.
Mayeroff, M. (1971). *On caring*. Harper Perennial.（メイヤロフ，M　田村真・向野宣之（訳）（1987）．ケアの本質——生きることの意味　ゆみる出版）
増野園惠（2013）．看護におけるマグネティズムの概念分析　兵庫県立大学看護学部・地域ケア開発研究所紀要，**20**，1-14.
三沢元彦（2011）．教師のメンタルヘルス改善プログラムの開発研究——ビリーフとバーンアウトに着目して　法政大学大学院紀要，**66**，199-209.
三沢元彦（2012）．小・中学校教師のメンタルヘルスとバーンアウト——生活実態を通して　法政大学大学院紀要，**68**，97-107.
森慶輔（2007）．公立中学校教員のバーンアウト・プロセスモデルの検討　昭和女子大学大学院生活機構研究科紀要，**16**，61-72.
文部省（2000）．平成11年度公立学校教職員に係る懲戒処分等の状況　文部省
文部科学省初等中等教育局初等中等教育企画課（2012）．教員のメンタルヘルスの現状　文部科学省資料3
諸富祥彦（2009）．教師の悩みとメンタルヘルス　図書文化
中村菜々子・五十嵐透子・久田満（2006）．対処行動として使用された健康行動とメンタルヘルスとの関係——看護職従事者を対象に　心理相談センター年報，**2**，23-28.
Parker G, Tupling M, & Brown C. (1979). A parental bonding instrument, British Journal of Medical Psychology, **52**, 1-10.
高木亮・田中宏二（2003）．教師の職業ストレッサーに関する研究——教師の職業ストレッサーとバーンアウトの関係を中心に　教育心理学研究，**51**，165-174.
竹田眞理子・坂田真穂・菅千索・菅眞佐子・山本岳・菅佐和子（2011）．教祖とストレスについて（1）　和歌山大学教育学部紀要教育科学，**61**，119-126.
田尾雅夫・久保真人（1996）．バーンアウトの理論と実際　誠信書房
上村眞生（2011）．保育士のレジリエンスとメンタルヘルスの関連に関する研究——保育士の経験年数による検討　広島大学大学院教育学研究科紀要，**60**，249-257.
山川ひとみ（2009）．新人保育者の1年目から2年目への専門性向上の検討——幼稚園での半構造化面接から　保育学研究，**47**（1），31-41.

索　引
(＊印は人名)

あ　行

愛情ある拘束　194
愛情なき拘束　194
愛着　30
アイデンティティ　51
アサーショントレーニング　172, 173
アタッチメント理論　190
アドレナリン　90, 106
アルコール使用障害　149
アルコール中毒　150
アルツハイマー型認知症　124, 150, 152
イベント型職場ストレス　159
陰性症状　132, 137, 138
うつ病　146, 147
エストロゲン　114
エディプス期　34
＊エリクソン，E. H.　19, 20, 30, 38, 51, 52, 62, 190
エロス　19
＊小此木啓吾　52

か　行

外傷体験　31
海馬　89, 93, 128
回避優先対処　205
解離症　143, 147
解離性健忘　147
学童期　38
課題優先対処　205
価値　13
価値観　14
＊カナー，L.　39, 43
＊カラサック，R.　164

＊河合隼雄　54, 67
関係妄想　134
看護師　137, 195
感情　46
気になる子　190
基本的信頼感　30
虐待　31
救済願望　202
9分割統合絵画法　56
境界性パーソナリティ障害　151
共感　11, 12
共感的姿勢　13
協働関係　199
強迫症　147
虚血性心疾患　112, 118
勤勉性　38
ケア　62, 202
傾聴　125
＊ゲゼル，A.　63
血管ストレス　81
結婚　58, 59
結晶性知能　68
幻覚　132, 133, 137, 138
幻聴　135, 144
健忘症　124, 126, 127
交感神経系　90, 107, 118
行動パターン　98
呼吸法　173
心の理論　4, 5, 145
個人―環境適合モデル　163
個体差　38, 49, 66
個体発生　24
孤独　52
コルチゾール　106, 118

217

さ 行

作業療法士　137
サリーとアン課題　4
＊サリヴァン，H. S.　53
酸化ストレス　81, 108, 118, 119
＊ジークリスト，J.　165
子宮外の胎児　29, 32
事業場におけるメンタルヘルス対策　175
自己愛　54
自己肯定感　191
自己効力感　168
自己主張　172
仕事の要求度―コントロールモデル　164
思春期　49
思春期心性　187
視床下部　93, 110
視床下部―下垂体―副腎皮質（HPA）系　79, 88, 97, 106, 118
視床下部の室傍核（PVN）　87, 93
自尊感情　44
自尊心　69
児童期心性　187
自閉スペクトラム症（ASD）　40, 69, 71, 143, 145
社会人基礎力　169
社交不安症　146
従業員支援プログラム（EAP）　176
従業員の満足　179
周産期　22, 25
就職　58
情緒的消耗感　200
情緒的適温　63
情緒優先対処　204
情動　46
情動調律　30
職業性ストレス　155
職業性ストレスの測定　160
職業性ストレスモデル　158

自律神経　96
自律神経系　107, 110, 118
神経心理学　127
神経性過食症　148
神経性やせ症　148
神経発達障害　40
心身症　110, 111
心身相関　110
新生児期　29
人生の正午　60
心的外傷後ストレス障害　147
心理療法　8, 9
＊スターン，D.　30
スティグマ　144
ストレス関連疾患　109, 119, 157
ストレスコーピング　171, 203
ストレス耐性　76, 86, 117, 118
ストレスに強い心理特性　167
ストレス反応　76, 84, 86, 90, 101, 119, 121
ストレスホルモン　105
ストレスマネジメント　116, 170, 176
ストレッサー　77, 81, 83, 101, 120
正規分布　39
性衝動　49
生殖性　62
成人期心性　187
成人後期　58
成人前期　58
精神的健康状態　162
精神発達遅滞　39
精神病　133
精神病理学　126
精神保健福祉士　137
性的エネルギー　19
青年期　50
青斑核　89
性別違和　149
世界保健機構（WHO）　40, 43
世代間伝達　27, 34, 62

索　引

＊セリエ，H.　　75, 77, 79, 81, 85, 156
潜在期　　38
漸成発達論　　20, 51
全能感　　44
専門性　　9, 192, 196
双極性障害　　145
喪失感　　69
ソーシャルサポート　　100, 169
素行症　　151

た　行

対処行動　　99
対人援助職　　181, 183, 192
胎生期　　25
第二次性徴　　49
大脳辺縁系　　88, 90, 93, 110
タイプA行動パターン　　98, 167
タイプB　　167
タナトス　　19
弛緩　　177
知的能力障害　　39, 145
知能指数　　39
チャム　　53
注意欠如・多動症（ADHD）　　69, 72, 145
中枢神経　　96
中枢神経系　　86, 87
中年期　　60
超自我　　34
デイ・ケア　　137
適応　　91
適度な養育　　194
同一化　　51
投影　　203
統合失調症　　129-140, 142, 143, 152
統合失調症を誘発する母親仮説　　136
糖質コルチコイド　　89, 93, 97, 106
逃走―逃走反応　　156
闘争と逃走　　79, 90, 121
ドパミン　　133-135

ドパミン仮説　　133, 134
トランスアクショナルモデル　　82
努力―報酬モデル　　165

な　行

内分泌　　96
内分泌系　　93, 110
ナチュラルキラー（NK）細胞　　95, 96
乳児期　　29, 32
乳幼児期　　29
認知症　　150
認知的評価　　100
ノルアドレナリン　　90, 106

は　行

パーソナリティ障害　　151
バーンアウト　　199-202
発達障害　　145
発達段階説　　190
発達の可塑性　　42
反社会性パーソナリティ障害　　151
汎適応症候群　　75, 79, 85, 157
反応性愛着障害　　31
被害妄想　　134, 135
ひきこもり　　55
病気不安症　　147
病態失認　　7
ファシリテーション　　179
不登校　　43
不眠症　　148
不眠障害　　148
プランニング　　71
＊フロイト，S　　19, 34, 38, 58
＊ヘッケル，E. H.　　24
偏見　　3, 14
扁桃体　　88, 89
＊ボウルビィ，J.　　30
母子密着　　55
ホメオスタシス　　67

219

＊ポルトマン，A.　29

ま行

マイナーイベンツモデル　161
＊牧田清志　63
マグネット・ホスピタル　195
マグネティズム　196
慢性型職場ストレス　160
＊メイヨー，E.　163
免疫系　94, 95, 106, 110
妄想　132, 133, 137, 138
物盗られ妄想　126-128
モラトリアム　52
＊森谷寛之　56
モンスターペアレント　185

や行

薬物療法　8, 9
優越感　38
ユーストレス　159
＊ユング，C. G.　60
養育体験　192
養育態度　142, 143
養育放棄　194
幼児期　30, 34

ら行・わ行

ライフサイクル　19, 20, 22
＊ラザルス，R. S.　82
流動性知能　68
リラクセーション　115, 122, 176
臨界期　26
臨床心理士　8, 137
レジリエンス　44, 168, 188
レスキューファンタジー　202
劣等感　38, 39
＊レボビッシ，S.　27
老化　67
老年期　58, 66
ワーキングメモリ　70, 71

欧文

ACTH　93, 106, 118
CRH　87, 93
DSM　38, 43
DSM-5　140
ICD　40, 43
MRI　127, 150
SNS　50

のメンタルヘルス　　　　　　　　　　　四六判　191頁
　　こころの病気の理解・対応・復職支援　　本体 2400円
　　　修　著

　もの発達障害・適応障害とメンタルヘルス　A5判　271頁
　　　　　　　　　　　　　　　　　　　　本体 2800円
　美華代・加戸陽子・眞田　敏　編著

　会でいきる心理学　　　　　　　　　　　A5判　274頁
　　　　　　　　　　　　　　　　　　　　本体 2500円
　あゆみ　編著

　理学スタンダード　　　　　　　　　　　A5判　280頁
　　　　　　　　　　　　　　　　　　　　本体 2800円
　ウタツヤ・北岡明佳・土田宣明　編著

　役立つ教養の心理学　　　　　　　　　　A5判　226頁
　　人生を有意義にすごすために　　　　　本体 2500円
　哲也　編著

──いちばんはじめに読む心理学の本──────

　床心理学──全体的存在として人間を理解する　A5判　256頁
　　　　　　　　　　　　　　　　　　　　本体 2500円
　良子　編著

　会心理学──社会で生きる人のいとなみを探る　A5判　260頁
　　　　　　　　　　　　　　　　　　　　本体 2500円
　由美　編著

　達心理学　　　　　　　　　　　　　　　A5判　264頁
　　周りの世界とかかわりながら人はいかに育つか　本体 2500円
　宣之　編著

　知心理学──心のメカニズムを解き明かす　A5判　264頁
　　　　　　　　　　　　　　　　　　　　本体 2500円
　真紀子　編著

　覚心理学──心の入り口を科学する　　　A5判　312頁
　　　　　　　　　　　　　　　　　　　　本体 2800円
　岡明佳　編著

────── ミネルヴァ書房 ──────

http://www.minervashobo.co.jp/

《執筆者紹介》（＊は編著者）

＊村井俊哉（むらい・としや）　序章・第3章
　　京都大学大学院医学研究科修了（医学博士）
　　現　在　京都大学大学院医学研究科（精神医学）教授
　　主　著　『精神医学の実在と虚構』（日本評論社）
　　　　　　『精神医学を視る「方法」』（日本評論社）

＊森本恵子（もりもと・けいこ）　第2章
　　信州大学大学院医学研究科修了（医学博士）
　　現　在　奈良女子大学研究院生活環境科学系生活健康学領域教授
　　主　著　『スタンダード生理学』（共著，文光堂）

＊石井信子（いしい・のぶこ）　はじめに・第1章
　　奈良女子大学大学院人間文化研究科修了（臨床心理士）
　　現　在　京都国際社会福祉センター客員研究員
　　主　著　『乳幼児発達臨床の基礎』（共著，ふくろう出版）
　　　　　　『改訂版　乳幼児の発達臨床と保育カウンセリング』（共著，ふくろう出版）

赤田太郎（あかだ・たろう）　第4章
　　龍谷大学大学院文学研究科教育学専攻博士後期課程修了（教育学博士・臨床心理士）
　　現　在　四條畷学園短期大学ライフデザイン総合学科講師
　　主　著　『対人援助をめぐる実践と考察』（共著，ナカニシヤ出版）
　　　　　　『仏教とカウンセリングの理論と実践――仏の教えと心の癒し』（共著，法蔵館）

藤森旭人（ふじもり・あきひと）　第5章
　　京都府立医科大学大学院医学研究科修了（医学博士・臨床心理士）
　　現　在　英国 Institute of Psychoanalysis, The Foundation Course
　　主　著　『豊かさと地域生活』（共著，窓映社）
　　　　　　『小説・漫画・映画・音楽から学ぶ　児童・青年期のこころの理解――精神力動的な視点から』（ミネルヴァ書房）

《執筆者紹介》（＊は編著者）

＊村井俊哉（むらい・としや）　序章・第3章
　　京都大学大学院医学研究科修了（医学博士）
　　現　在　京都大学大学院医学研究科（精神医学）教授
　　主　著　『精神医学の実在と虚構』（日本評論社）
　　　　　　『精神医学を視る「方法」』（日本評論社）

＊森本恵子（もりもと・けいこ）　第2章
　　信州大学大学院医学研究科修了（医学博士）
　　現　在　奈良女子大学研究院生活環境科学系生活健康学領域教授
　　主　著　『スタンダード生理学』（共著，文光堂）

＊石井信子（いしい・のぶこ）　はじめに・第1章
　　奈良女子大学大学院人間文化研究科修了（臨床心理士）
　　現　在　京都国際社会福祉センター客員研究員
　　主　著　『乳幼児発達臨床の基礎』（共著，ふくろう出版）
　　　　　　『改訂版　乳幼児の発達臨床と保育カウンセリング』（共著，ふくろう出版）

赤田太郎（あかだ・たろう）　第4章
　　龍谷大学大学院文学研究科教育学専攻博士後期課程修了（教育学博士・臨床心理士）
　　現　在　四條畷学園短期大学ライフデザイン総合学科講師
　　主　著　『対人援助をめぐる実践と考察』（共著，ナカニシヤ出版）
　　　　　　『仏教とカウンセリングの理論と実践――仏の教えと心の癒し』（共著，法蔵館）

藤森旭人（ふじもり・あきひと）　第5章
　　京都府立医科大学大学院医学研究科修了（医学博士・臨床心理士）
　　現　在　英国 Institute of Psychoanalysis, The Foundation Course
　　主　著　『豊かさと地域生活』（共著，窓映社）
　　　　　　『小説・漫画・映画・音楽から学ぶ　児童・青年期のこころの理解――精神力動的な視点から』（ミネルヴァ書房）

メンタルヘルスを学ぶ
──精神医学・内科学・心理学の視点から──

| 2015年4月10日 | 初版第1刷発行 | 〈検印省略〉 |
| 2020年2月20日 | 初版第5刷発行 | |

定価はカバーに
表示しています

編著者	村井俊哉 森本恵子 石井信子
発行者	杉田啓三
印刷者	坂本喜杏

発行所 株式会社 ミネルヴァ書房
607-8494 京都市山科区日ノ岡堤谷町1
電話代表 (075)581-5191
振替口座 01020-0-8076

©村井・森本・石井ほか，2015 冨山房インターナショナル・藤沢製本
ISBN978-4-623-07247-7
Printed in Japan

職場のメンタルヘルス
――こころの病気の理解・対応・復職支援
藤本 修 著
四六判 191頁
本体 2400円

子どもの発達障害・適応障害とメンタルヘルス
安藤美華代・加戸陽子・眞田 敏 編著
A5判 271頁
本体 2800円

社会でいきる心理学
増地あゆみ 編著
A5判 274頁
本体 2500円

心理学スタンダード
サトウタツヤ・北岡明佳・土田宣明 編著
A5判 280頁
本体 2800円

絶対役立つ教養の心理学
――人生を有意義にすごすために
藤田哲也 編著
A5判 226頁
本体 2500円

いちばんはじめに読む心理学の本――

臨床心理学――全体的存在として人間を理解する
伊藤良子 編著
A5判 256頁
本体 2500円

社会心理学――社会で生きる人のいとなみを探る
遠藤由美 編著
A5判 260頁
本体 2500円

発達心理学
――周りの世界とかかわりながら人はいかに育つか
藤村宣之 編著
A5判 264頁
本体 2500円

認知心理学――心のメカニズムを解き明かす
仲 真紀子 編著
A5判 264頁
本体 2500円

知覚心理学――心の入り口を科学する
北岡明佳 編著
A5判 312頁
本体 2800円

――ミネルヴァ書房――

http://www.minervashobo.co.jp/